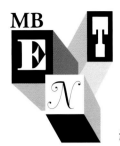

編集企画にあたって……

　この度，口腔咽頭・頸部のコツと経験をふまえた日帰り・短期滞在手術(day & short stay surgery；DSSS)について編集を行いました．これは2019年の「"みみ・はな"私の day & short stay surgery —適応と限界—」に続く企画です．

　耳鼻咽喉科・頭頸部外科(以下，耳鼻科)の領域では，病変が皮下あるいは粘膜下の比較的浅いところに存在することが多く，DSSS が発達しております．さらにこの手術は最近の国の医療費削減政策や患者のニーズの高まりを受け，一層進化を遂げております．そこで今回，DSSS の中から10項目を取り上げ，DSSS のさらなる普及と標準化に弾みを付けたいと考えます．

　ご執筆者としては，まず，前回の「"みみ・はな"」でもご登場いただいた岩野先生(耳鼻咽喉科短期滞在手術研究会世話人代表)に，開業医の立場からみたDSSS の適応と管理について述べていただきました．

　東北医科薬科大学の太田先生，鈴木先生には，永年取り組まれているガマ腫の OK432 局所硬化療法について詳述いただきました．

　天理よろず相談所病院の児島先生，庄司先生も，かねてより顎下腺唾石症に対する内視鏡を用いない口内法の適応拡大と手術法を検討されており，そのコツとご経験をご提示いただきました．

　隈病院病理診断科の廣川先生は，ご自分でエコー下穿刺吸引と細胞診をされます．一度見学に伺いましたが，まさに吸引細胞診の名人でいらっしゃいます．

　香川大学の森先生，星川先生には，頸部の生検術・摘出術の基本的手技とその応用についてご説明いただきました．今まで気づかずに過ごしてきた知識が盛り込まれています．

　無喉頭発声のひとつであるシャント発声の獲得にはシャント作製術が必要です．また，シャント閉鎖術も行われます．DSSS での手技につき筆者が担当させていただきました．

　藤田医科大学ばんたね病院の木村先生，中田先生には，いびきに対する DSSS についてお述べいただきました．いびきに悩む患者は多く，我々耳鼻科医が十分な診断能力と技能を持つことが必要と思われます．

　東京医科大学の近藤先生，塚原先生には気管切開術と術後管理をご執筆いただきました．塚原先生は以前，気管切開の事故調・提言書分析部会員を担当されてました．

　大原綜合病院の鹿野先生には，ご自身で開発された輪状軟骨レベルから行う切開術や喉頭閉鎖術への応用等を述べていただきました．優れた手技であり，今後さらに発展・普及していくものと思われます．

　獨協医科大学の平林先生には，口腔・咽頭異物除去術のご執筆をいただきました．高齢化社会が進むなか，子どもだけでなく高齢者の異物症例は増加すると考えられます．

　一見簡単そうにみえる DSSS でも，その内容は深く，多くのコツと経験から構築されています．本書が皆様の診療のお役に立つことが出来れば幸いです．

　最後に，ご多忙のなかご執筆いただいた先生方に深く御礼申し上げます．

2021 年 4 月

岩井　大

KEY WORDS INDEX

和　文

あ行
合わせ法　*21*
移行部唾石　*13*
いびき　*43*
異物摘出術　*68*
異物取り扱い　*68*
咽頭異物　*68*
液状化検体細胞診　*21*
OK-432 局所注入療法　*7*

か行
外切開法　*13*
可吸収性止血剤　*29*
顎下腺唾石　*13*
仮声門　*35*
合併症　*21*
カニューレ逸脱　*50*
カニューレ固定法　*50*
カニューレ迷入　*50*
下鼻甲介切除　*43*
ガマ腫　*7*
気管孔形成　*57*
気管切開孔　*50*
気管切開術　*57*
危機管理　*1*
気道管理　*57*
頸部開放生検術　*29*
頸部腫瘤　*29*
頸部リンパ節腫脹　*29*
口腔異物　*68*
甲状腺　*21*
口内法　*13*

さ行
シャント発声法　*35*
シャント閉鎖法　*35*
終夜睡眠ポリグラフ(PSG)検査　*43*
術前評価　*1*
舌下腺摘出術　*7*
穿刺吸引細胞診　*21*
送気テスト　*35*

は行
バジング　*29*
日帰り・短期滞在手術　*1,35*
鼻手術　*43*
鼻粘膜焼灼術　*43*
プロボックス®　*35*
閉塞性睡眠時無呼吸　*43*

ま・ら行
マニューレ逸脱　*50*
輪状軟骨鉗除　*57*
輪状軟骨切開術　*57*
リンパ管腫　*7*
類皮嚢胞　*7*

欧　文

A・B
absorbable hemostatic packing　*29*
air inflation test　*35*
buzzing　*29*

C
cannula dislodgement　*50*
cannula displacement　*50*
cannula fixation method　*50*
cervical lymphadenopathy　*29*
complication　*21*
cricotracheostomy　*57*

D・E・F・H
day & short stay surgery　*1,35*
dermoid cyst　*7*
excision of the submandibular gland　*13*
fine-needle aspiration cytology　*21*
hinge flap　*50*

L
laser-assisted uvulopalatoplasty　*43*
LAUP　*43*

liquid-based cytology　*21*
lymphangioma　*7*

M・N
management of foreign body　*68*
manegement of respiratory tract　*57*
neck tumor　*29*
neoglottis　*35*

O
obstructive sleep apnea　*43*
OK-432 local injection therapy　*7*
open neck biopsy　*29*
oral foreign body　*68*
OSA　*43*

P
pharyngeal foreign body　*68*
plasty of tracheostoma　*57*
preoperative evaluation　*1*
press & release method　*21*
Provox®　*35*

R
ranula　*7*
removal foreign body　*68*
removal of cricoid cartilage　*57*
removal of sublingual gland　*7*
risk management　*1*

S
shunt phonation　*35*
shunt-closing surgery　*35*
sialolithiasis of the submandibular gland　*13*
snoring　*43*
submandibular stones in the transitional region　*13*

T
thyroid　*21*
tracheostoma　*50*
tracheostomy　*57*
transoral sialolithotomy　*13*

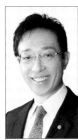

岩井　大
（いわい　ひろし）

1983年	関西医科大学卒業
	同大学耳鼻咽喉科（・頭頸部外科）入局
1988年	医学博士
1988～89年	米国テキサス大学留学
1989～91年	米国南フロリダ大学留学
1991年	関西医科大学耳鼻咽喉科，助手
1997年	同，講師
2005年	同，准教授
2016年	同，主任教授

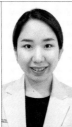

木村　文美
（きむら　あやみ）

2016年	藤田保健衛生大学（現，藤田医科大学）卒業
2018年	同大学ばんたね病院耳鼻咽喉科，助手
2020年	同，助教

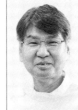

廣川　満良
（ひろかわ　みつよし）

1978年	川崎医科大学卒業
1984年	同大学大学院修了
	同大学人体病理，講師
1988年	同大学救命救急部，助手
1990年	川崎医療短期大学臨床検査科，助教授
	Hawaii Queen's Medical Center 留学
1998年	川崎医療短期大学臨床検査科，教授
1999年	徳島大学病理学第一講座，助教授
2006年	隈病院病理細胞診断部，部長
2010年	同病院病理診断科，科長

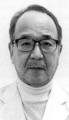

岩野　正
（いわの　ただし）

1979年	関西医科大学卒業
1981年	ドイツ，ハイデルベルグ総合病院留学
1984年	ドイツ耳鼻咽喉科専門医取得
1988年	関西医科大学附属病院，講師
2000年	岩野耳鼻咽喉科サージセンター開設（院長）

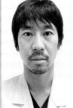

児嶋　剛
（こじま　つよし）

2002年	滋賀医科大学卒業
	京都大学耳鼻咽喉科入局
2003年	天理よろづ相談所病院耳鼻咽喉科
2012年	京都大学大学院修了
2011～14年	米国ヴァンダービルト大学耳鼻咽喉科
2014年	京都大学耳鼻咽喉科・頭頸部外科
	天理よろづ相談所病院耳鼻咽喉科
2016年	同，副部長
2021年	同，部長

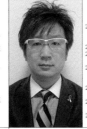

森　照茂
（もり　てるしげ）

2002年	香川医科大学卒業
	同大学医学部附属病院
2003年	同大学耳鼻咽喉科入局坂出市立病院
2004年	大阪赤十字病院耳鼻咽喉科・気管食道科
2009年	香川大学医学部附属病院耳鼻咽喉科・頭頸部外科
2010年	NTT西日本大阪病院耳鼻咽喉科
2012年	香川大学医学研究院
2013年	同大学自然生命科学系，助教

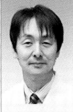

太田　伸男
（おおた　のぶお）

1988年	山形大学卒業
1992年	同大学大学院修了
	南陽市立病院，水戸済生会総合病院，山形県立中央病院勤務
1996年	山形大学耳鼻咽喉科，助手
1996～97年	米国国立衛生研究所（NIH）に留学，NEIの Laboratory of Ocular Therapeutics
2002年	山形大学耳鼻咽喉科，講師
2015年	山形市立病院済生館耳鼻いんこう科，科長
2016年	東北医科薬科大学耳鼻咽喉科，主任教授

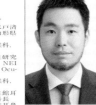

近藤　貴仁
（こんどう　たかひと）

2005年	東京医科大学卒業
	東京女子医科大学病院 初期臨床研修センター初期研修医
2007年	東京医科大学耳鼻咽喉科・頭頸部外科入局
2013～16年	がん研究会有明病院頭頸科レジデント
2016年	東京医科大学八王子医療センター耳鼻咽喉科・頭頸部外科，助教
2017年	同，講師

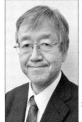

鹿野　真人
（かの　まこと）

1984年	福島県立医科大学卒業厚生連佐久総合病院研修医
1986年	福島県立医科大学耳鼻咽喉科
1988年	愛知県立がんセンター頭頸部外科研修
1995年	福島県立医科大学耳鼻咽喉科，講師
1998年	同，助教授
2005年	大原綜合病院耳鼻咽喉科・頭頸部外科，主任部長
2013年	同病院，副院長

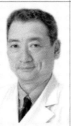

平林　秀樹
（ひらばやし　ひでき）

1979年	獨協医科大学卒業
	同大学気管食道科入局
1981年	同科，助手
1986年	同，臨床講師
1990年	米国ピッツバーグ大学，耳鼻咽喉科およびピッツバーグ癌研究所に留学
1993年	獨協医科大学気管食道科
	同科，助教授
1997年	同大学耳鼻咽喉科気管食道科（2009年に耳鼻咽喉・頭頸部外科に名称変更），助教授
2005年	同，教授
2020年	同大学，特任教授

CONTENTS

"口腔咽頭・頸部" 私の day & short stay surgery
―コツと経験―

開業医からみた day & short stay surgery（DSSS）の適応と危機管理
…………………………………………………………………………… 岩野　　正ほか　**1**

　　日帰り・短期滞在手術（day & short stay surgery：DSSS）が標準的な治療手段と
　　なりつつある現在，患者の選択，患者の理解，手術の工夫に細心の注意を払う必
　　要がある．

ガマ腫に対する硬化療法と手術 ……………………………… 太田　伸男ほか　**7**

　　OK-432 局所注入療法は，手技が単純・平易で，高い腫瘤縮小効果を有し整容性
　　にも優れており，ガマ腫の第一選択の治療法として極めて有用である．

口内法による顎下腺唾石摘出術 ……………………………… 児嶋　　剛ほか　**13**

　　顎下腺唾石に対する外切開法は根治性に優れるが整容面の問題，顔面神経下顎縁
　　枝麻痺のリスクがある．管内・移行部唾石は粘膜切開のみの口内法で合併症なく
　　摘出可能である．

甲状腺結節・リンパ節腫大に対する穿刺吸引細胞診 …………………… 廣川　満良　**21**

　　穿刺吸引細胞診は的確に病変部を穿刺し，適切に塗抹することが重要で，診断困
　　難例や誤診例の多くは的を外した穿刺部位や不適切な塗抹によると言っても過言
　　ではない．

頸部リンパ節・腫瘤の生検術・摘出術 ………………………………… 森　　照茂ほか　**29**

　　頸部リンパ節腫脹・腫瘤の診断・治療には，頸部開放生検術もしくは摘出術が必
　　要となる．これらは day & short stay surgery（DSSS）であることが多く，適切な
　　手術操作，特に確実な止血手技が求められる．

編集企画／岩井　大
関西医科大学教授

Monthly Book ENTONI　No. 259/2021. 6　目次

編集主幹／小林俊光　曾根三千彦

Day & short stay surgery として行う無喉頭発声のための
シャント作製法と閉鎖法……………………………………………岩井　　大　**35**
　　無喉頭者発声の1つであるシャント発声法を，day & short stay surgery として
　　獲得・管理する一連の必要事項について述べた．

いびき改善手術……………………………………………………木村　文美ほか　**43**
　　いびきに対して外科的治療を行う場合は，不可逆的な治療となるため，事前に各
　　種検査を行い手術適応を見極めることが重要である．

安全な気管切開術…………………………………………………近藤　貴仁ほか　**50**
　　生命にかかわるものを含む危険性を説明する．術前に気管と周囲組織を把握す
　　る．迷入，逸脱に注意する．閉鎖術後に呼吸困難になってはならない．

輪状軟骨切開（開窓）術……………………………………………鹿野　真人　**57**
　　輪状軟骨を鉗除する輪状軟骨切開（開窓）術や気管孔拡大術は気道確保術での合併
　　症回避や重大な事故防止をめざす新しい発想の術式であることを詳細に解説する．

口腔・咽頭異物除去術……………………………………………平林　秀樹　**68**
　　口腔・咽頭異物は窒息の回避がもっとも重要で，迅速な診断と対応が求められる．
　　小児・高齢者において欠くことのできないプライマリ・ケアである．

Key Words Index ……………………………… 前付 2
Writers File ……………………………………… 前付 3
FAX 専用注文書 ………………………………… 73
FAX 住所変更届け ……………………………… 74
バックナンバー在庫一覧 ……………………… 75
Monthly Book ENTONI 次号予告 …………… 76

【ENTONI®（エントーニ）】
ENTONIとは「ENT」（英語のear, nose and throat：耳鼻咽喉
科）にイタリア語の接尾辞 ONE の複数形を表す ONI をつけ，
耳鼻咽喉科領域を専門とする人々を示す造語．

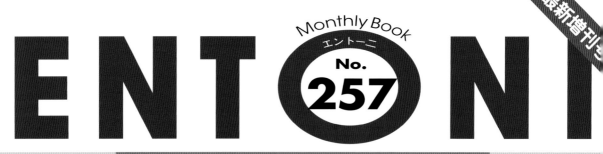

最新増刊号

Monthly Book
ENT**O**NI
エントーニ
No. 257

2021年4月増刊号

みみ・はな・のどの 外来診療update
― 知っておきたい達人のコツ26 ―

■ 編集企画　市村恵一（東京みみ・はな・のどサージクリニック名誉院長）
MB ENTONI No. 257（2021年4月増刊号）
178頁，定価 5,940円（本体 5,400円+税）

日常の外来診療において遭遇する 26 のテーマを取り上げ，
達人が経験により会得してきたそれぞれのコツを伝授！

☆ CONTENTS ☆

外来での内視鏡下耳処置
鼓膜換気チューブ留置術のノウハウ
外耳炎・鼓膜炎の診断と処置
鼓膜穿孔への対処法
突発性難聴の外来治療
補聴器外来のすすめ方―医療者の役割―
めまいの外来診療
小児の鼻処置のコツ
上顎洞穿刺・洗浄の適応とコツ
高齢者の鼻漏
所見のない後鼻漏への対応
内視鏡による鼻出血止血
下鼻甲介レーザー焼灼術

舌痛症
難治性口内炎・難治性口腔咽頭潰瘍
口腔乾燥症
味覚障害
内視鏡下上咽頭処置
咽頭痛・嚥下痛の診断と治療
扁桃処置のコツと反復性扁桃炎予防
睡眠時無呼吸症候群
高齢者の慢性咳嗽
加齢性嗄声
外来での超音波検査のコツ
頭頸部がんにおける外来薬物療法
鎮痛薬の使い分けのコツ

全日本病院出版会
〒113-0033 東京都文京区本郷 3-16-4　Tel:03-5689-5989
www.zenniti.com　Fax:03-5689-8030

MB ENT, 259：1-6, 2021

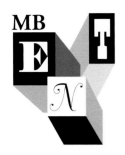

◆特集・"口腔咽頭・頸部"私の day & short stay surgery―コツと経験―

開業医からみた day & short stay surgery(DSSS)の 適応と危機管理

岩野　正[*1]　清水順一[*2]　岸本麻子[*3]

Abstract 手術の低侵襲化や麻酔の進歩に加え，患者のニーズに応える耳鼻咽喉科医の努力により，日帰り・短期滞在手術(day & short stay surgery；DSSS)が標準的な治療手段となりつつある．それだけに，患者の選択，患者の理解，手術の工夫に細心の注意を払う必要がある．最大の危機管理は，術者の技量，看護師を含めたチームの技量に見合った手術を選択することである．

Key words 日帰り・短期滞在手術(day & short stay surgery)，術前評価(preoperative evaluation)，危機管理(risk management)

はじめに

耳鼻咽喉科手術は，外来で行う簡単な手術と十分な入院期間による入院手術という2つの形態で行われていた．日帰り・短期滞在手術(day & short stay surgery；DSSS)は両者の間に位置し，従来十分な入院期間にて行われていた手術を来院してから24時間以内に手術退院する日帰り手術，2～3日の短期入院で行う短期滞在手術に分けられる．このような日帰り・短期滞在手術の広がりは，低侵襲手術などの手術自体の進歩や麻酔の進歩によるが，それとともに早期の社会復帰を希望する患者のニーズの高まり，そしてそれに応える耳鼻咽喉科医の努力，工夫に負う点も大きく，「マイナーな麻酔下で行うマイナーな手術」という概念では済まさせなくなっている[1)2)]．

日帰り・短期滞在手術適応

1．患者の選択[3)]
1）疾患の重篤度

その施設，術者の技量に見合った選択をする．全身麻酔が可能か，術後管理体制が整っているかなどにより，施行可能な手術が規定される．たとえば，いびきの手術では，術後の呼吸管理が重要であり，それが可能な施設，体制が要求される．

2）基礎疾患の有無

アメリカ麻酔科学会の手術危険度分類(表1)において，良好な健康状態で合併症のない Class 1 が理想であるが，軽度の全身疾患を有するが日常生活は正常である Class 2 も多くの場合対象となる．2017年の当院で行った481例の手術症例の内訳では，Class 1：70.3%，Class 2：27.5%と全体の97.8%が Class 1，2であった[4)]．高度な全身疾患を有するが運動不可能ではないと分類される Class 3 の例も11例，2.2%あり，脳梗塞，くも膜下出血の既往，脳動脈瘤術後，腎不全で透析中の

[*1] Iwano Tadashi，〒 561-0851 大阪府豊中市服部元町 1-10-19　岩野耳鼻咽喉科サージセンター，院長
[*2] Shimizu Junichi，同センター
[*3] Kishimoto Asako，同センター

表 1. アメリカ麻酔科学会の術前危険度分類

Class 1：一般に良好，合併症なし
Class 2：軽度の全身疾患を有するが日常生活は正常 　　　　喫煙習慣，肥満（BMI＞35），コントロール良好な高血圧，糖尿病，喘息
Class 3：高度な全身疾患を有するが運動不可能ではない 　　　　コントロール不良な高血圧，糖尿病，透析中，心筋梗塞や脳血管障害の既往
Class 4：生命を脅かす全身疾患がある
Class 5：瀕死状態

症例であった．これらの例では，術前に担当医への問い合わせや麻酔医との協議がなされている．

滞在時間の短い日帰り手術では，患者の選択基準はより厳格となり，主に Class 1 の患者が対象となる．

3）年　齢

一定の年齢制限が必要という考え方も存在するが，年齢だけで手術適応を判断することは難しく，患者の生理学的状態，健康状態で判断する．

4）退院後の環境

日帰り手術では，帰宅後不測の事態が生じ，本人だけでは対応できない可能性を想定，一定時間，責任ある成人の付き添いが必要とされている．短期滞在手術では，術後時間が経過し，合併症の可能性が減少した状態で退院となるので，一定時間の付き添いの必要性は，あまり強調されていない．

5）帰宅・滞在先

日帰り手術では，退院後，出血などの緊急状態に対応できる程度の距離に滞在することが必要とされている．さらに，緊急時の連絡が常に可能であることが重要であり，緊急電話などで常に患者からの連絡が可能な体制を確立しておく．

2．患者の理解

医療機関での滞在時間が短い分，それだけ負担の少ない，簡単な手術と理解されがちである．長期入院とほぼ同じ内容の手術で，患者の負担もほぼ同じ程度であること，術後の回復期を医師の監視下にある入院ではなく，退院後に自宅で自己管理を行うということを理解させる．

特に，口腔内の手術では，術後出血による呼吸困難という危険性や，術後疼痛による摂食障害など患者自身が前もって理解しておくべき重要事項が多い．また，いつから仕事に復帰できるか，い

つから食事など元の生活に戻れるかなど具体的に指示しておく．

当院では，予定手術日の1ヶ月前に術前検査を，1～2週間前に手術説明を行っているが，手術説明において，下記の点につき説明する．

1）患者の改善したい症状の確認と手術による治療効果

2）手術により起こりうる合併症とその対策

3）術直後の経過について：手術終了後，3時間程度で完全に麻酔から覚醒，離床可能となる．その間の患者の肉体的・精神的負担が大きいことを術前に説明する．

4）患者に基礎疾患がある場合の対応：糖尿病の場合の術後の血糖値測定のスケジュール，服薬開始時期などを説明する．

5）退院後の経過と治療期間：日帰り・短期滞在手術では，早期に元の生活のペースに復帰することを目的とするが，退院後ただちに重労働などの負担ある仕事ができない場合もある．退院後，1～2日間の自宅安静を行い，その後何日目から元のペースで仕事を含めた生活が可能か，術前に説明する．

6）術後の治療期間：退院後の1回目の外来診察を予約し，大体の治療期間を説明する．

3．手術の工夫

日帰り手術，あるいは短期滞在手術では，治癒に必要な手術を如何に負担なく行うかが重要である．そのためには下記の事項が重要とされている[1]．

1）手術時間が短い

2）出血が少ない（術中，術後も）

3）術後疼痛が少ない

4）術後の予期せぬ入院が2%以下

5）術直後の気道確保が十分

6）創のケアが不要または最小である

表 2. 年度別退院延期例
各年度の入院手術総数，退院延期例数，発生率を示す．2000～2004 年までは退院延期発生率が 2% を超えている

年度	手術数	退院延期例	発生率
2000	84	6	7.1
2001	292	23	7.9
2002	350	16	4.6
2003	432	17	3.9
2004	537	15	2.8
2005	592	9	1.5
2006	596	4	0.7
2007	578	4	0.7
2008	596	3	0.5
2009	591	5	0.8
2010	506	0	0.0
2011	468	2	0.4
2012	497	1	0.2
2013	378	1	0.3
2014	390	1	0.3
2015	398	1	0.3
2016	405	2	0.5
2017	445	0	0.0
2018	434	0	0.0
2019	471	0	0.0
計	9,040	110	1.2

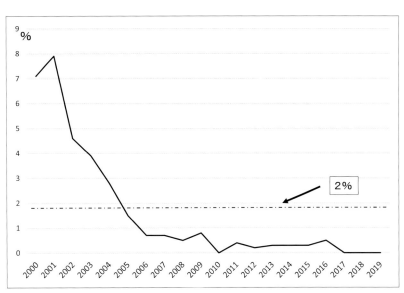

図 1. 退院延期　年度別発生率
2004 年までは 2% を超えているが，その後減少，2017 年からは退院延期例を認めていない

4．設備，システム

　手術自体をどのような設備，システムで行うかは，手術内容，麻酔法，入院設備があるかなどで異なる．重要な点は，術後管理であり，予期せぬ問題のほとんどが術直後に起こることを考えると，日帰り手術でも，術後 6 時間程度，専任の看護師により術後観察を行う回復室などの設備，空間があることが望ましい．術後の持続する痛み，軽度の出血，あるいは術後バイタルが安定しない，また精神的に不安定であるなど，回復室にて対応できることが多い．

　また，常に医師が術後経過を観察することは困難であることから，耳鼻咽喉科手術に特有な術後のリスク，あるいは全身麻酔の場合，麻酔からの覚醒過程の管理を行える看護師の存在は重要である．

　退院後のシステムとして，帰宅後の急変に対応する緊急電話システムが必要である．退院後，患者の不安，疑問は多岐にわたり，多くの場合，電話での対応で解決するが，中には夜中の出血など，早急に対応しなければならない場合もある．

当院での退院延期例

　日帰り手術の評価として，術後の予期せぬ入院が 2% 以下であることが指摘されている[1]．短期滞在手術でも，患者に選択を含めた手術適応，手術法，術後管理が適切に施行されれば，日帰り手術と同様に，予期せぬ退院延期例が少ないはずである．

　2000 年開院以来，2019 年までの 20 年間の入院手術数と退院延期例数を検討した．対象は当院で行った入院手術患者であり，外来手術，検査入院は含まれていない．手術前に設定していた入院期間は，時期により多少の変化はあるが，基本的には 1 泊 2 日，手術当日の朝入院，手術，翌日に退院となる．

1．年度別退院延期例（表 2，図 1）

　表 2 に年度別手術数，退院延期例数および発生率を示す．全体として 9,040 例中 110 例，1.2% の退院延期例を認めた．図 1 は退院延期例の年度別

表 3. 退院延期理由

術後の発熱，術中，術後の出血，中耳手術後のめまい，体調不良（特に高齢者）が多かった

発熱	35
出血	20
めまい	18
体調不良・倦怠感	12
自己都合（遠方）	6
術中合併症	5
疼痛	4
術後顔面腫脹	4
不安	3
その他	3

発生率の変化を示しているが，開院当初 5 年間は退院延期例の発生率は 2.0％を超えており，その後は 2.0％以下に低下，2017 年から最近 3 年間は延期例を認めていない．

2．退院延期理由（表 3）

術後の発熱が 110 例中 35 例ともっとも多かった．次に術後出血 20 例，めまい 18 例，体調不良（倦怠感）12 例であった．これらは特に退院延期率が 2％を超えた 2004 年までの主な延期理由であり，2004 年までの延期例 77 例中発熱が 26 例，術後出血 15 例，めまい 11 例，体調不良 9 例と計 61 例，約 80％を占めた．

これらの理由を詳細に検討すると，発熱は仕事などの活動に影響する高熱ではなく，37〜38℃程度の微熱がほとんどであり，術後出血も現在であればアルゴダームなどの止血材料を挿入して退院，外来にて抜去することでコントロール可能な出血がほとんどであった．また，体調不良，倦怠感の場合も，現在では自宅安静にて容易に回復しうると判断できる程度であった．

3．退院延期例減少の理由

1）患者の理解

開院当初は暗中模索という状態で，術後の軽度の発熱，出血，体調不良でも大事をとって退院延期としていた．その後，術前説明において，術後の発熱，疼痛，出血などが起こりうること，その場合どのような対応をするか，さらに退院後の経過，自宅での注意点などをよりかみ砕いた形で行うことにより，患者の理解が深まり，延期例が減少した．

また，退院することへの理解も変化している．以前は退院することは病気の治癒を意味し，すぐに完全に元の生活に戻るものとの意識が強かった．退院時，発熱，疼痛があれば，元の生活に戻れる状態ではなく，そのため退院延期を希望する場合もあった．現在は，退院後も創部の治癒には時間がかかること，術後の発熱，疼痛は退院後も一定期間続く場合があることが理解され，不安など自己都合による退院延期例も含めて減少している．

2）医師・看護師の経験の蓄積

術後管理を行う医師，看護師の経験の蓄積も退院延期例減少の一因である．特に，術後離床までの 3 時間の管理を行う看護師，さらに，夜間管理を行う当直看護師のスキルの進歩により，発熱，疼痛に対して，患者が不安に陥る前に対応している．すなわち，術後の発熱に対していつ解熱剤を投与すべきか，術後の疼痛に対してクーリング，いつ鎮痛薬の投与が必要か，まず看護師が早期に変化を見つけ医師に報告し対応する体制ができあがったことが退院延期例減少につながっている．

3）患者の認識の変化

開院当初，通常 1 週間入院が必要な手術を 2 日間の入院で可能であるのはなぜかという質問をよく受けた．しかしながら，最近では，日帰り手術という言葉に接する機会が増えたためか，入院期間についての質問を受けることは少なくなった．

患者の認識の変化を示すものとして退院時アンケート調査の結果を紹介する（表 4）．退院時にアンケート用紙を渡し，無記名で記載後，外来通院時に提出させるシステムである．主な内容は

① 手術決定時，手術の必要性につき医師の説明は十分であったか

② 手術の方法，目的，危険性の説明は十分であったか

③ 短期入院にて手術を行うことに不安はなかったか

④ 手術を受けて満足であったか

表 4. 退院時アンケート調査の結果
手術前，入院期間が短いことに不安があった例が開院当初は 31.4％あったが，
最近 2 年間では 10.3％に減少した

	2000〜2003 年 (326 例)	2018〜2019 年 (306 例)
手術必要性の説明に満足	99.7％	100％
手術法，目的，危険性の説明に満足	100％	100％
短期入院手術への不安があった	31.4％	10.3％
手術を受けて満足	99.7％	100％

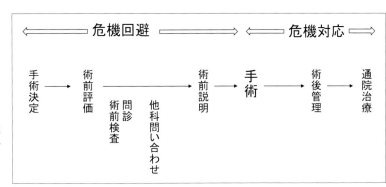

図 2.
危機管理　危機回避と危機対応
手術までは危機を回避のための準備期間であり，手術後は危機に対応する期間である

などである．

開院から 2003 年まで 326 例と最近の 2018, 2019 年 2 年間の 306 例の結果を比較した．開院当初も現在も，① 必要性の説明，② 手術法，目的，危険性の説明，④ 手術を受けた満足感に関しては，ほぼ問題ない結果であった．異なるのは，③ 短期滞在手術への不安感であり，開院当初は 31.4％，3 人に 1 人は不安をもって手術を受けていたが，現在では 10.3％と減少している．これは，患者自身の日帰り・短期滞在手術への認識が変化したことを示している．川村[5]は，日帰り手術開始後 2 年間，128 例で手術前の不安に関するアンケート調査を行い，約 80％の患者が多少なりとも不安があったことを報告するとともに，日帰り手術が広く認知されれば手術前の不安感は軽減されると推測しているが，今回の我々のアンケートの結果は，川村の推測と一致する．

危機管理

術者の技量，術後管理を行う看護師を含めたチームの技量に見合った手術を行うことが最大の危機管理である．そのうえで，日帰り・短期滞在手術での危機管理について説明する．手術に伴う危機，トラブルは，手術中や術後に起こる．したがって，手術決定から手術までは危機を回避する

ための準備期間であり，手術中および術後，特に手術直後の数時間は危機および危機につながる変化に対応する期間といえる（図 2）．

1．危機回避のための準備期間
1）手術適応

日帰り・短期滞在手術で治療可能かという医学的要因とともに，退院後，仕事を休むなど，生活制限が可能かなどの社会的要因を勘案する．

2）術前評価

問診により基礎疾患とその治療内容を確認，必要であれば，担当医への問い合わせを行う．心電図，胸部 X 線，採血による術前検査を行い，患者自身が認識していない異常を検討する．

3）術前説明

日帰り・短期滞在手術を成功に導くもっとも重要な時間である．手術法の説明，手術によって何が改善するか，手術のリスクとその対応法，術後の通院とその期間などを理解させる．クリニカルパスは入院から退院までの流れを表にまとめたものであるが，クリニカルパスの利用は，患者の理解，危機回避に役立つ．松脇[6)7)]は，さらに入院中のみならず入院前や退院後の診療計画も含めたクリニカルパスを作成，手術決定時に説明している．全体の流れがより理解しやすく，危機管理に役立つものと考える．

表 5. 日帰り・短期滞在手術での退院基準

短期滞在手術での退院基準
1．バイタルサインが安定している
2．出血がない
3．適正に疼痛管理がされている
4．悪心，嘔吐がない
5．経口で液体摂取が可能である
6．手術特有の合併症がない
7．緊急時の連絡方法を理解している
8．退院後の生活制限について理解している
日帰り手術では，さらに
1．帰宅後，成人の付き添いがいる
2．緊急時の個人的輸送手段がある

2．術後の危機対応

　術後，特に術直後の数時間はトラブルが起こりうる時間である．この時期に危機につながる変化を見逃さないこと，変化に早期に対応することが重要である．

　口腔咽頭・頸部領域での手術特有のリスクとして，手術部位の腫脹，浮腫による気道の狭窄，あるいは手術部位からの出血が気道に貯留し気導閉塞が起こる可能性がある．また，基礎疾患の有無も術後経過に影響する．高血圧の場合，たとえ降圧薬で術前には良好な状態でも，術中，術後に不安定となり，予期しない血圧上昇，低下をきたす場合も稀ではない．糖尿病がある場合も，術前の絶食，手術麻酔によるストレスにて変動しがちであり，術後血糖値の測定により服薬の再開を決定する．

　表5に，短期滞在手術，日帰り手術での退院基準[8]を示す．術後の予期せぬ変化は，ほとんどの場合，局所処置，投薬，経過観察で対応しうる．軽度の出血には局所の止血処置，疼痛には鎮痛薬

の投与と経過観察などである．そして，最終的に退院基準を満たせば退院となり，退院予定日，時間に基準を満たしていなければ，日帰り手術では滞在時間の延長，入院設備のある短期滞在手術では入院期間の延長となる．

引用文献

1) 市村恵一：Day surgery の歩みと展望．MB ENT，**42**：1-7，2004.
　Summary　日帰り手術の概念，本邦での展望につき詳述．現在でも日帰り手術を行ううえで重要な情報を提供．
2) 岩井　大：耳鼻科 day & short stay surgery（DSSS）を考える．MB ENT，**235**：1-3，2019.
　Summary　日帰り・短期滞在手術が広がりつつある現在での展望，今後の展望を指摘している．
3) 市村恵一：日帰り手術について．JOHNS，**17**：1205-1209，2001.
4) 岩野　正，清水順一：日帰り・短期滞在手術のマネージメント．MB ENT，**235**：49-55，2019.
5) 川村繁樹：局麻下の鼻中隔・下甲介日帰り手術．耳鼻臨床，**100**：655-661，2007.
6) 松脇由典：DPC に対応したクリニカルパスの実際　内視鏡下鼻副鼻腔手術．耳喉頭頸，**79**(3)：255-265，2007.
7) 松脇由典：短期滞在（day & short stay）での内視鏡下鼻副鼻腔手術の実際―開業医の立場から．MB ENT，**235**：61-68，2019.
　Summary　鼻副鼻腔手術を中心に，短期滞在手術の実際を詳述している．
8) 日本短期滞在外科手術研究会（編）：患者の帰宅およびサポート：23-27，日帰り手術ハンドブック．文成社，2015.

MB ENT, 259 : 7-11, 2021

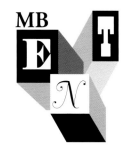

◆特集・"口腔咽頭・頸部"私の day & short stay surgery―コツと経験―

ガマ腫に対する硬化療法と手術

太田伸男[*1]　鈴木貴博[*2]

Abstract　ガマ腫は耳鼻咽喉科医が日常診療で遭遇することの多い疾患である．3つの型がありそれぞれ症状が異なる．① 舌下型：ガマ腫の約80％を占め，口腔底に無痛性腫脹が認められる．② 顎下型：顎舌骨筋の間隙から顎下部に進展し腫瘤を形成する．通常は一側性である．③ 顎下舌下型：上記の両部に生じたもので，通常両者に交通があり口腔底と顎下部の腫脹を呈する．治療は手術と OK-432 を用いた硬化療法がある．舌下腺摘出以外の手術では再発を繰り返すことがある．OK-432 局所注入療法は，手技が単純・平易で，高い腫瘤縮小効果を有し整容性にも優れており，ガマ腫の第一選択の治療法として極めて有用である．

Key words　ガマ腫(ranula)，舌下腺摘出術(removal of sublingual gland)，OK-432 局所注入療法(OK-432 local injection therapy)，リンパ管腫(lymphangioma)，類皮嚢胞(dermoid cyst)

はじめに

　ガマ腫は舌下腺導管が何らかの原因によって損傷，破綻し，唾液が舌下腺から漏出することによって生じ，組織学的には嚢胞壁に上皮細胞を欠く偽嚢胞である．口腔底の無痛性，表面平滑な腫瘤として認められることが多いが，嚢胞が顎舌骨筋を超えて顎下部，頸部に進展し腫瘤を形成する場合もある．

ガマ腫の診断

　ガマ腫は以下の3つに分類され，それぞれの型によって症状が異なる．① 舌下型：ガマ腫の約80％を占め，口腔底に無痛性腫脹が認められる．② 顎下型：顎舌骨筋の間隙から顎下部に進展し腫瘤を形成する．通常は一側性である．③ 顎下舌下型：上記の両部に生じたもので，通常両者に交通があり口腔底と顎下部の腫脹を呈する．

　診断のフローチャートを図1に示す．

1．問　診

　ガマ腫では食事の前後など唾液の漏出の程度によってその大きさが変化することが多く，発症の時期についても患者の自覚があることが多い．この点を踏まえて，『食事の前後で大きさは変わりませんか？』『いつ頃から腫れてきましたか？』などが問診のポイントとなる(図1)．

2．検査所見

　MRI では T2 強調画像で均一な白色像，CT では均一な low density として認められる(図2-b, c)．陰影の形状は舌下型では丸みを帯びていることがほとんどであるが，顎下型では様々な間隙に進展するため，不規則な形をしている場合もある(図2-b, c)．

3．試験穿刺

　試験穿刺による内用液の性状の確認が診断の決め手となる．ガマ腫では極めて粘稠な粘液であるが(図3)，リンパ管腫では黄色で漿液性(図4)，類皮嚢胞では米ぬか様の泥状物や毛髪が吸引される

[*1] Ohta Nobuo，〒983-8512 宮城県仙台市宮城野区福室 1-15-1　東北医科薬科大学医学部耳鼻咽喉科，主任教授
[*2] Suzuki Takahiro，同，准教授

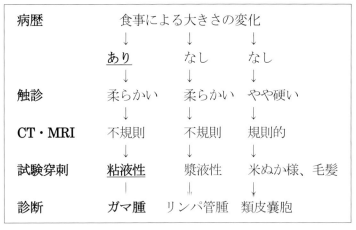

病歴	食事による大きさの変化		
	↓	↓	↓
	あり	なし	なし
	↓	↓	↓
触診	柔らかい	柔らかい	やや硬い
	↓	↓	↓
CT・MRI	不規則	不規則	規則的
	↓	↓	↓
試験穿刺	**粘液性**	漿液性	米ぬか様、毛髪
	↓	↓	↓
診断	ガマ腫	リンパ管腫	類皮嚢胞

図 1.
診断フローチャート

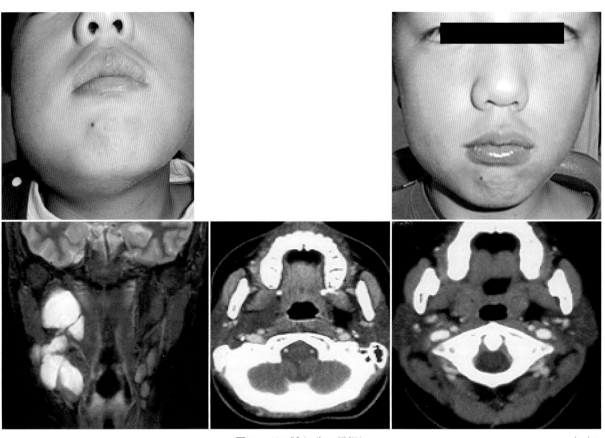

図 2. ガマ腫(5歳，男児)
a〜c：OK-432 治療前の局所所見と画像所見．副咽頭間隙に不規則に進展する病変を認める
d，e：OK-432 局所注入療法後の局所所見と画像所見．著明な改善が認められる
(文献 6 より引用改変)

a		d
b	c	e

(図5)．また，腫瘍性疾患と鑑別するために，得られた穿刺液中の腫瘍細胞の有無についても検討することが重要である．

鑑別診断

口腔底に青黒い嚢胞が透見される場合は診断が容易であるが，特に顎下型の場合には局所所見と画像所見の類似する類皮嚢胞との鑑別が重要である(図6)．鑑別のポイントはMRIによる不均一な成分の有無と試験穿刺の内容物である．その他，リンパ管腫や脂肪腫なども鑑別を要する．

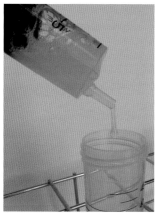

図 3. ガマ腫の試験穿刺
の内用液
粘稠な白色の粘液が吸引
された

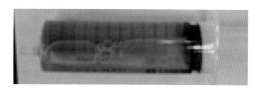

図 4. リンパ管腫の試験穿刺の内用液
黄色の漿液性のリンパ液が吸引された

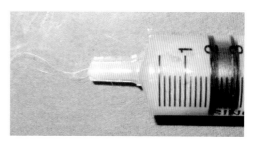

図 5. 類皮嚢胞の試験穿刺の内容物
米ぬか様の茶褐色の泥状物と毛髪が吸引された

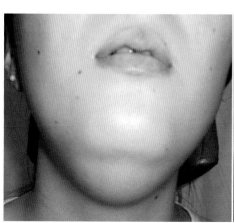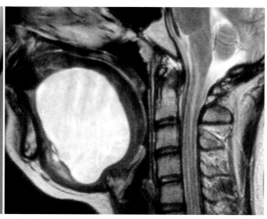

a｜b　　　図 6. 類皮嚢胞(21 歳, 女性)
a：オトガイ下部の腫脹を認める
b：MRI にて高信号と低信号の混在する病変を認める
(文献 5 より引用改変)

治　療

　ガマ腫は舌下腺から唾液が漏れて生じた偽嚢胞であることを十分に考慮したうえで, 治療方針を決定する必要がある. 嚢胞を完全摘出しても唾液漏出が続いていれば, 中・長期的に再発の可能性が高い. 主な治療方法を以下に示す.

1. 開窓術

　口腔底側の嚢胞壁を切除し, 断端を周囲と縫合して永久排泄孔の形成を期待する方法であるが再発率が高い.

2. 嚢胞摘出術

　ガマ腫の嚢胞壁は偽嚢胞で極めて薄いため完全な摘出は技術的に困難であり, かつ完全摘出できても再発する場合がある.

3. 舌下腺摘出術

　唾液漏出の根本的な原因である舌下腺を摘出する手術である. 舌下腺を周囲組織から剥離挙上する. 舌下腺の内側から下方にかけてワルトン管と舌神経が舌下腺に接しているので, 丁寧に剥離してこれらを温存する(図7). 顎下型ガマ腫では口腔内からの舌下腺摘出術で再発率は 2% 以下と報告されており, 有効な治療法の 1 つである.

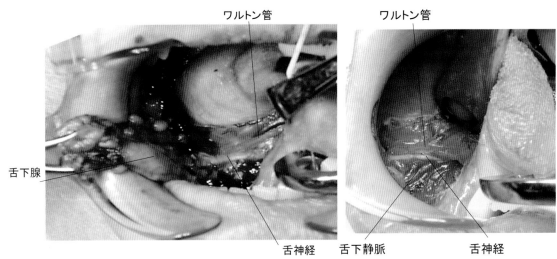

図 7. 舌下腺を周囲組織から剥離挙上する　　　　　　　　　　　a | b
　a：舌下腺の内側から下方にかけてワルトン管と舌神経が舌下腺に接しており，
　　丁寧に剥離して温存する
　b：舌下腺摘出後の術野．ワルトン管と舌神経が交差する位置関係が認められる

4．OK-432 局所注入療法

　小児の囊胞状リンパ管腫の治療として開発され，現在第一選択になった治療である．単純，簡便，安全性が高くガマ腫にも極めて有効である（図 2）．OK-432 は溶連菌製剤で強い炎症を引き起こすことによってガマ腫を消失させる．ガマ腫の直径が 2 cm 以下では 0.5 KE，2 cm 以上では 1 KE の OK-432 を確実に腔内に局所注入する．注入翌日から 1 週間後まで発熱や反応性の腫脹の増大が認められるが，その後徐々に縮小し治療後 6 週で囊胞は消失する（図 2-d, e）．効果不十分の場合は，増量し 6 週間ごとに治療を繰り返す．

OK-432 局所注入療法が手術に優る点と劣る点

　OK-432 局所注入療法が手術に優る点としては，① 気道閉塞のリスクがある場合を除いて外来で施行可能，② 処置時間が短いため小児や長時間の処置に耐えられない患者にも施行可能，③ 整容性が高い，④ 費用対効果に優れる，⑤ 局所麻酔が不要であることなどが挙げられる．一方，OK-432 が外科的治療に劣る点としては，治療を行ってから結果が発現するまでに最短 6 週間の時間を要することである．したがって，治療を急ぐ場合や治療時間の制限がある場合，さらにペニシリンアレルギーを合併している場合には適応にならな

いため，手術が優先される．

取り扱いで注意する点

　近年，HIV 感染症の広がりとともに HIV 関連唾液腺疾患の 1 つとしてガマ腫が報告されている．試験穿刺が血性であることが特徴であるが，血性でない場合もある．ガマ腫の治療にあたっては，HIV 関連ガマ腫（図 8）の可能性も念頭においた感染対策のうえ治療を行うことが重要である．

まとめ

　舌下腺摘出以外の手術では再発を繰り返すことがある．OK-432 局所注入療法は，手技が単純・平易で，高い腫瘤縮小効果を有し，しかも治療部位に何ら障害を残さず，整容性にも優れている．OK-432 投与そのものによる重篤な副作用も認められず，ガマ腫の第一選択の治療法として極めて有用である．

文　献

1) 深瀬　滋：囊胞性疾患診療 NAVI　3. ガマ腫・リンパ管腫．耳喉頭頸，**84**：244-248, 2012.
2) Fukase S, Ohta N, Inamura K, et al：Treatment of ranula with intracystic injection of the streptococcal preparation OK-432. Annal Otolaryngol, **112**：214-220, 2003.

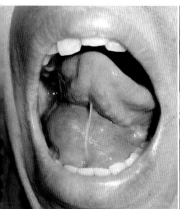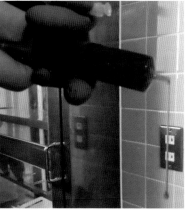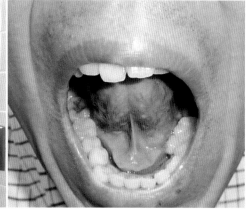

a｜b｜c

図 8. HIV 関連ガマ腫（42 歳，男性）
a：OK-432 治療前の局所所見．口腔底に暗紫赤色な腫脹を認める
b：試験穿刺の内用液．血性の粘稠な粘液が吸引された
c：OK-432 治療後の局所所見．口腔底の腫脹は認められない
（文献 7 より引用改変）

3）Ohta N, Fukase S, Suzuki Y, et al：Treatment of various otolaryngological diseases by OK-432. Its indications and limitations. Laryngoscope, **120**：2193-2196, 2010.

4）Ohta N, Fukase S, watanabe T, et al：Effects and mechanism of OK-432 therapy in various neck cystic lesions. Acta Otolaryngol, **130**（11）：1287-1292, 2010.

5）Ohta N, Watanabe T, Ito T, et al：A case of sublingual dermoid cyst：extending the limits of the oral approach. Case Rep Otolaryngol 2012：2012：634949. doi：10.1155/2012/634949.

6）Ohta N, Fukase S, Suzuki Y, et al：OK-432 treatment of ranula extending to the parapharyngeal space. Acta Otolaryngol, **134**（2）：206-210, 2014.
Summary 副咽頭間隙に進展したガマ腫に対する OK-432 局所注入療法の治療経験に関する報告である．

7）Kusano Y, Ikeda R, Saito Y, et al：Treatment of oral ranula in HIV-positive patient. Auris Nasus Larynx, **48**（1）：171-174, 2021：10.1016/j.anl.2020.02.009.
Summary HIV 陽性患者のガマ腫に対する OK-432 局所注入療法の治療効果に関する症例報告である．

大好評!!

ENTONI

Monthly Book
エントーニ
No.
244

2020年4月増刊号

耳鼻咽喉科の
問診のポイント
―どこまで診断に近づけるか―

■ 編集企画　羽藤直人（愛媛大学教授）
MB ENTONI No. 244（2020 年 4 月増刊号）
152 頁，定価 5,940 円（本体 5,400 円+税）

外来診療にて効率的に正確に診断できるような問診のポイント，また問診の大切さを
再認識すべき代表的な18疾患について経験豊富なスペシャリストにより問診術を伝授！

☆ CONTENTS ☆

Ⅰ．知っておきたい問診のポイント

1. WEB 問診の仕組みと使い方
2. 便利な耳鼻咽喉科の問診票テンプレート
　　―OPQRST とは―
3. 小児・親への問診のポイント
4. 外国人への英語問診のポイント

Ⅱ．診断精度を上げる問診のポイント

1. 急性中耳炎・滲出性中耳炎が疑われる場合の問診の
　　ポイント
2. 慢性中耳炎・真珠腫性中耳炎が疑われる場合の問診
　　のポイント
3. 突発性難聴・急性低音障害型感音難聴が疑われる場合
　　の問診のポイント
4. 騒音性難聴・加齢性難聴が疑われる場合の問診の
　　ポイント

5. メニエール病が疑われる場合の問診のポイント
6. BPPV，PPPD が疑われる場合の問診のポイント
7. 顔面神経麻痺が疑われる場合の問診のポイント
8. アレルギー性鼻炎が疑われる場合の問診のポイント
9. 慢性副鼻腔炎が疑われる場合の問診のポイント
10. 鼻出血に対する問診のポイント
11. 嗅覚障害に対する問診のポイント
12. 味覚障害に対する問診のポイント
13. 扁桃周囲膿瘍・急性喉頭蓋炎が疑われる場合の問診の
　　ポイント
14. 扁桃病巣感染症・慢性扁桃炎が疑われる場合の問診の
　　ポイント
15. 睡眠時無呼吸症候群が疑われる場合の問診のポイント
16. 発声障害に対する問診のポイント
17. 嚥下障害に対する問診のポイント
18. 頭頸部腫瘍に対する問診のポイント

全日本病院出版会　〒113-0033 東京都文京区本郷 3-16-4　Tel:03-5689-5989
www.zenniti.com　Fax:03-5689-8030

MB ENT, 259：13-19, 2021

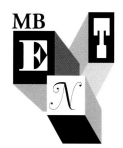

◆特集・“口腔咽頭・頸部”私の day & short stay surgery―コツと経験―

口内法による顎下腺唾石摘出術

児嶋　剛[*1]　庄司和彦[*2]

Abstract　唾石症は耳鼻咽喉科外来で遭遇することの多い疾患であるが，そのほとんどは顎下腺唾石症である．無症状のときや症状が軽度で唾石が小さければ自然排出の可能性もあり経過観察されることもあるものの，症状が強いものに関しては摘出の適応になる．外切開は根治性に優れるものの手術創が頸部に残り，顔面神経下顎縁枝麻痺のリスクがある一方で，経口的摘出術は合併症が少なく，また手術瘢痕を頸部に残さないため整容上優れている．我々は 2004 年より基本的に外切開の適応は腺内唾石とし，移行部唾石に対しては手術侵襲を最小限にとどめるために積極的に経口的摘出術に取り組んでいる．口内から触知する唾石は移行部の唾石を含めて口腔底の小さな粘膜切開のみで摘出が可能であり，触診や画像検査などをもとに唾石の位置・大きさ・形状・個数などから適切で低侵襲な手技を選択することが大切である．

Key words　顎下腺唾石(sialolithiasis of the submandibular gland)，外切開法(excision of the submandibular gland)，口内法(transoral sialolithotomy)，移行部唾石(submandibular stones in the transitional region)

はじめに

　耳下腺，顎下腺，舌下腺は左右対となっており，唾液を腺体部で産生し導管部を通じて口腔内に排出している．これらは大唾液腺と呼ばれ 90% の唾液を分泌しているとされる．唾液は多くの重要な役割を果たしており，口腔内の潤滑を助け，食べ物が通過しやすいようにしたり，消化に必要な酵素を供給したり，細菌や真菌の増殖をコントロールする．また，唾液にはカルシウム・リン酸塩が豊富に含まれており，歯のエナメル質の再生に役立っている．一方で，これらの成分が細菌や異物，粘液などの周りに沈着することで唾石を形成することがある．唾石症は耳鼻咽喉科外来で遭遇することの多い疾患であるが，そのほとんどは顎下腺唾石症である．顎下腺唾液にカルシウム・リン酸塩が特に高濃度に含まれることや高ムチン成分で粘稠度が高いこと，また導管部であるワルトン管

が解剖学的に長く重力に逆らう走行になっていることなどが原因として挙げられている[1]．唾液の流れを遮ることで食事の際の顎下部の腫れや痛みがでることが典型的な症状であるが，細菌感染による化膿性炎症を起こすこともある．無症状のときや症状が軽度で唾石が小さければ自然排出の可能性もあり経過観察されることもあるものの，症状が強いものに関しては摘出の適応になる．一般に顎下腺唾石に対する手術は口内法と外切開法に分けられる．唾石の位置，大きさにより手術法は選択されるが，外切開は根治性に優れるものの手術創が頸部に残り，顔面神経下顎縁枝麻痺のリスクがある一方で，経口的摘出術は合併症が少なく，また手術瘢痕を頸部に残さないため整容上優れている．顎下腺唾石に対する口内法の適応は管内唾石であり移行部および腺内唾石は外切開の適応となることが多いが，我々は 2004 年より基本的

*1 Kojima Tsuyoshi，〒 632-8552 奈良県天理市三島町 200　天理よろづ相談所病院耳鼻咽喉科，部長
*2 Shoji Kazuhiko，同，非常勤顧問

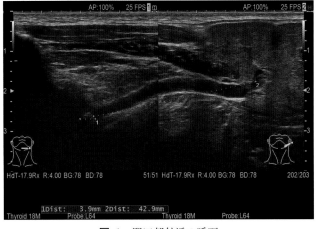

図 1. 開口部付近の唾石
超音波検査で 4 cm 以上の長さで導管が拡張していることが確認できる

に外切開の適応は腺内唾石とし，移行部唾石に対しては手術侵襲を最小限にとどめるために積極的に経口的摘出術に取り組んできた[2]．ここでは管内および移行部唾石に対する口内法による唾石摘出術について述べる．

診　　断

　顎下腺唾石の症状は食事の際の痛みの増強，顎下部の腫れなど典型的であることが多く，診察時に無症状であっても丁寧に問診を行えば耳鼻咽喉科医にとって診断は比較的容易である．開口部の腫脹，発赤や排膿を認めることがあり，口腔内から結石を触れることができれば診断は確実となるが，血液検査で炎症の程度や血清アミラーゼを測定することが重症度診断の助けになることもある．触診は口腔内からだけでなく頸部から双手診

を行うことでより深部にある移行部の唾石も触知することが可能となる．一方で，診断を確実にするためにも治療方針を決定するためにも画像検査は非常に有用であり，部位や大きさ，個数を正確に知ることができる．超音波検査，X 線検査，CT，唾液腺造影検査などが以前から用いられていたが，侵襲の少ない超音波検査や近年では被曝量の少ないコーンビーム CT（CBCT）が画像診断に適している．

1．超音波検査

　唾石は音響陰影を伴う高エコー像として描出されることが多く，結石の中枢側で導管の拡張を確認することができる（図 1，図 3-a）．エコーレベルを左右で比較すると顎下腺の炎症によって内部エコーが不均一となっていることがある（図 3-b）．音響陰影がはっきりしない場合や唾石が複数個できている際にすべての唾石を描出しにくいことがあり注意が必要である（図 4-a）．

2．CBCT

　CT は唾石の部位・大きさ・個数を確認するうえで非常に有用な方法である（図 3-c，図 4-b）．なかでも CBCT は限定された照射野であれば全身用のマルチスライス CT（MDCT）に比べて被曝量は少なくてすむ．また，撮影領域が狭くてよいので解像度は高くなり，金属アーチファクトが目立ちにくいという利点がある（図 2，図 3-c）．軟部組織の描出に劣るという欠点はあるが唾石の診断においてはあまり問題になることはない．

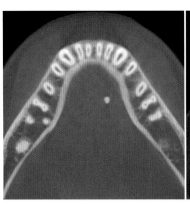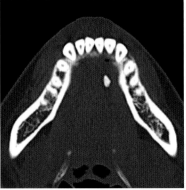

a | b

図 2.
CBCT と MDCT
　a：CBCT で撮影した 4 mm 大の開口部付近の唾石：図 1 の症例（320×320 pixel）
　b：MDCT で撮影した 6 mm 大の開口部付近の唾石（320×320 pixel）

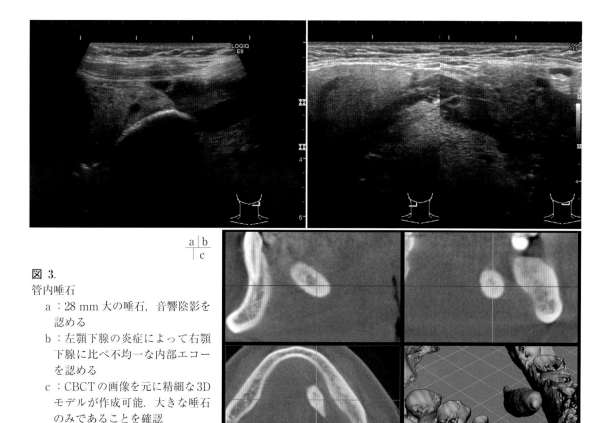

図 3.
管内唾石
　a：28 mm 大の唾石，音響陰影を
　　認める
　b：左顎下腺の炎症によって右顎
　　下腺に比べ不均一な内部エコー
　　を認める
　c：CBCT の画像を元に精細な3D
　　モデルが作成可能．大きな唾石
　　のみであることを確認
（Osirix と Meshmixer にて作製）

a | b
—
　 c

治　療

　治療方針は前述のように結石の部位・大きさに
よって決定されることが多い．また，無症状であ
れば必ずしも摘出が必要なわけでないが，再燃の
可能性や開口部からの逆行性感染の可能性がある
ことを説明しておく必要がある．ここでは口内法
による唾石摘出術について，局所麻酔下と全身麻
酔下に分けて必要な器具・実際の手技について述
べる．局所麻酔下口内法の適応は開口部・管内に
ある唾石である．術後すぐに経口摂取が可能であ
り day surgery で行うことができる．全身麻酔下
口内法の適応は移行部唾石になる．口内法であれ
ば外切開に比べて低侵襲であり，術当日に経口摂
取もできるため short stay surgery が可能となる．

局所麻酔下口内法（開口部・管内）

1．必要な器具
・尖刃刀（No. 11）もしくは円刃刀（No. 15）

・吸引管（吸引圧を調整できるもの）
・鑷子（有鈎・無鈎）
・眼科剪刀（曲）
・鉗子（モスキート・ペアン）
・涙管ブジー

2．手　技（図5）
　画像診断で確認した唾石の部位を触診し，粘膜
下に数 ml の1％E 入りキシロカインを用いて浸潤
麻酔を行う．麻酔を入れすぎると唾石の位置がわ
かりにくくなることがあり注意が必要である（図
5-b）．開口部にある結石は局所麻酔後に開口部を
切開することで比較的容易に摘出可能である．開
口部近くの管内にある場合も同様に摘出可能であ
るが，開口部の確認や開口部の拡大のために涙管
ブジーを挿入する際に可動性のある小さな唾石で
あると奥に押し込んでしまうこともあり注意が必
要である．開口部をきれいに切開するためには剪
刀を開口部に引っかけるようにして切断するか，

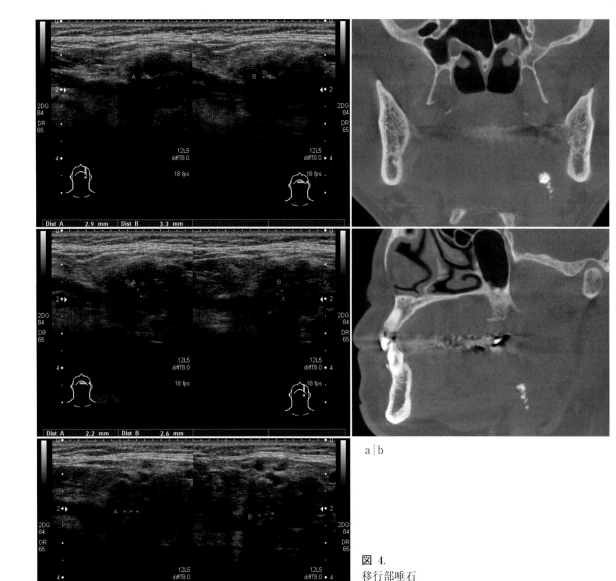

図 4.
移行部唾石
　a：超音波検査で複数個あることを確認
　b：唾石が複数個ある際はCTで正確な個数を確認する

ブジーを入れながらメスで切ると良い．管内に唾石を認め，触診可能な場合は唾石の直上の粘膜を切開し(図5-c)，粘膜下を剝離，ワルトン管を確認したうえで，唾石の直上でワルトン管をメスで切開する(図5-d)．粘膜切開後の剝離は剪刀や鉗子を用いるが，注意すれば血管を傷つけることはなく，粘膜からの出血は外用ボスミンで止血が可能である．ワルトン管は涙管ブジーを挿入しなくても通常は粘膜下に容易に確認できる．唾石の表面が確認できればメスや剪刀でワルトン管切開部を広げていき，唾石を鉗子で把持して摘出できる状態にする(図5-e，f)．脆い唾石は把持した際に粉砕されてしまうことがあるので遺残しないように注意して摘出する(図5-g)．術前に複数個確認されている場合も取り残さないように注意する．切開部は縫合を行わずに開放創とする(図5-h)．縫合を行うとワルトン管の狭窄による顎下腺炎や唾液の粘膜下への貯留の原因になることがある．自験例で開放創として今までに問題となったことはない．移行部に向かってワルトン管は粘膜から

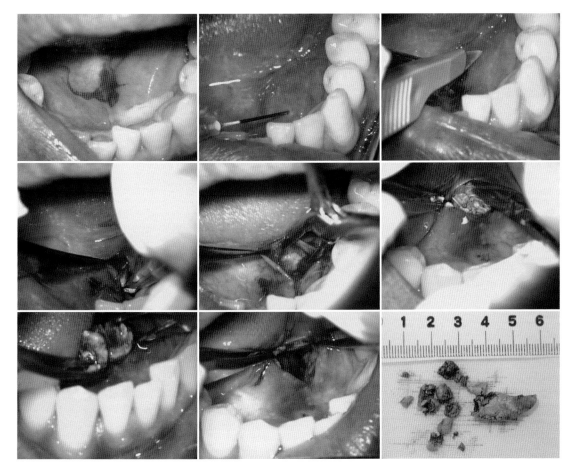

a b c
d e f
g h i

図 5. 局所麻酔下口内法（図 2 の症例）

a：開口部からの排膿，口腔底粘膜の腫脹を認める
b：唾石表面に局所麻酔
c：唾石上の口腔底粘膜のみを切開
d：モスキートなどで粘膜下を剝離，ワルトン管を確認し唾石上で切開
e：唾石周囲を剝離
f：唾石上でワルトン管をさらに切開
g：脆く大きな唾石であり一部分割し摘出
h：摘出後に残存がないことを確認，創部は縫合せずに開放創にする
i：摘出唾石

の距離が遠くなり視野も悪くなるため注意が必要である．後方深部には舌神経を確認できるが，ワルトン管に沿って剝離し切開すれば傷つけることはない．局所麻酔で行う手術は外来で可能であり手軽である反面，深部になるほど器具が揃っていないと難渋することがある．視野の確保のためにもヘッドライトや外来用の顕微鏡が有用であり，それでも摘出が困難であればいったん手術を終え，改めて全身麻酔下での手術を検討する．小さな唾石であれば切開部から自然に排出されることもある．

全身麻酔下口内法（移行部）

1．必要な器具

・局所麻酔下法と同様の器具
・開口器（万能開口器・口角鈎）
・バイポーラ凝固止血器

2．手　技（図 6）

移行部にある唾石は全身麻酔下に外切開の適応になることが多かったが，触診できる唾石であれば経口的に摘出することが可能である．局所麻酔下に移行部唾石を摘出した経験もあるが全身麻酔

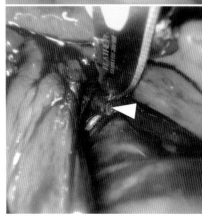
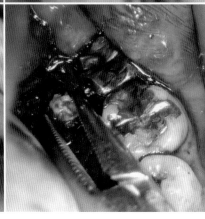

図 6.
全身麻酔下口内法（図 4 の症例）

　　a：唾石上の口腔粘膜を切開

　　b：粘膜下を剝離し，ワルトン管・舌神経を同定

　　c：ワルトン管を唾石上で切開

　　d：唾石周囲を剝離し唾石を摘出

▲：舌神経，△：ワルトン管

下に行うほうが患者の負担は少なく，視野を大きく取れるので安全である．手技は局所麻酔での手術とほとんど変わりはないが唾石は深い位置にあり，視野確保のために開口器を使用すると良い．剝離に注意が必要であり出血することもあるためバイポーラ凝固止血器を用意しておくと良い．粘膜切開は唾石の大きさによるが 2〜3 cm でよく（図 6-a），粘膜切開後はワルトン管を確認，表面に沿って唾石の方向に剝離していく．ワルトン管が舌神経と交叉することが確認でき，交叉部の奥で唾石の硬結にふれることができる（図 6-b）．ワルトン管に沿って平行に切開を加えると唾石が露出する（図 6-c）．唾石の硬結を触れながら手技を行うことが大事になるが，助手が皮膚側から口腔底側へ顎下腺をしっかりと圧迫することで術者が口腔内から確実に唾石を触れながら剝離を進めることができ安全に摘出できる（図 6-d）．頸部からの圧排により通常は内視鏡の補助がなくても摘出は可能であるが，視野が狭く，ワーキングスペースが少ないため手技が煩雑になることがあり，そ

の際は鼻内内視鏡手術用の硬性鏡が有用なことがある．切開部は管内唾石と同様に縫合を行わずに開放創とするが今までに問題となったことはない．

おわりに

　経口的唾石摘出術の長所は，整容面に優れ合併症がほとんどないことである[1)〜3)]．移行部唾石であっても口内法での摘出がほとんどの場合で可能であり治療の第一選択として考慮すべきである．患者の QOL を考慮した低侵襲手術を行うことは重要であり，口内法であれば創部も小さいので day もしくは short stay surgery が可能となる．ここでは述べなかったが低侵襲手術として唾液腺管内視鏡を用いた唾石摘出術も近年積極的に行われているが，内視鏡のみで摘出が可能なのは大きさが 5〜7 mm 程度までとされている．それ以上大きな唾石を含めて内視鏡のみでは摘出困難なことがあり，半数以上が内視鏡補助下口内法となっている報告が多い[3)4)]．口内法で摘出が難しいことがある触知しにくいような，よく動く小さな唾石

が内視鏡下手術で摘出しやすいとされており[5]，これらについては内視鏡下手術の非常に良い適応と考えている．口内から触知し可動性が悪いような唾石は口腔底の小さな粘膜切開のみで摘出が可能であり，触診や画像検査などをもとに唾石の位置・大きさ・形状・個数などから適切で低侵襲な手技を選択することが大切である．

文　献

1）奥山英晃，庄司和彦，堀　龍介ほか：顎下腺移行部唾石経口的摘出術の検討．口咽科，**27**：213-216，2014.
　Summary　当科で手術加療を施行した顎下腺移行部唾石症例28例につき検討し，低侵襲で合併症が少なく有用な方法であると報告している．

2）岸本　曜，庄司和彦，児嶋　剛ほか：口内法による顎下腺移行部唾石摘出術．耳鼻臨床，**98**：141-144，2005.

3）大塚雄一郎，根本俊光，國井直樹ほか：顎下腺移行部唾石に対する口内法による摘出．口咽科，**30**：185-190，2017.
　Summary　顎下腺全摘術や内視鏡手術と比べ，顎下腺移行部唾石の口内法手術は低侵襲で安全かつ低コストの手術と報告している．

4）鈴木貴博，野口直哉，東海林　史ほか：顎下腺移行部唾石に対する唾液腺管内視鏡手術23例の検討．頭頸部外科，**28**：307-312，2019.

5）Luers JC, Grosheva M, Stenner M, et al：Sialo-endoscopy Prognostic Factors for Endoscopic Removal of Salivary Stones. Arch Otolaryngol Head Neck Surg, **137**：325-329, 2011.
　Summary　内視鏡下手術で摘出しやすい唾石について因子を検討し，よく動く小さい球形か楕円形で開口部に近いものと報告している．

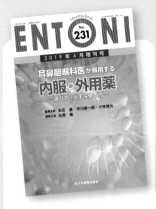
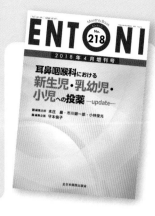

MB ENT, 259 : 21-28, 2021

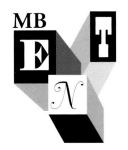

◆特集・“口腔咽頭・頸部”私の day & short stay surgery─コツと経験─

甲状腺結節・リンパ節腫大に対する穿刺吸引細胞診

廣川満良*

Abstract 穿刺吸引細胞診は診断精度が高く合併症が少ないことから，表在性の結節性病変の診断法として広く行われている．その高い診断精度を得るためには，的確に病変部を穿刺し，適切に塗抹することが重要で，診断困難例や誤診例の多くは的を外した穿刺部位や不適切な塗抹によると言っても過言ではない．穿刺部位，病変の種類，穿刺物の性状や量により，最適な穿刺方法や塗抹方法を行うことが肝要である．本稿では甲状腺やリンパ節を対象とした穿刺方法や塗抹方法を解説するとともに，安全と言われている本手法の合併症についても述べる．

Key words 甲状腺(thyroid)，穿刺吸引細胞診(fine-needle aspiration cytology)，合わせ法(press & release method)，液状化検体細胞診(liquid-based cytology)，合併症(complication)

はじめに

　穿刺吸引細胞診は簡便で経済的で診断精度が高く合併症が少ないことから，表在性の結節性病変の診断法として広く行われている．その高い診断精度を得るためには，的確に病変部を穿刺し，適切に塗抹することが重要で，診断困難例や誤診例の多くは的を外した穿刺部位や不適切な塗抹によると言っても過言ではない．Ljung らは，十分にトレーニングされた医師が穿刺した場合の悪性の見逃し率は2%，良性結節の切除率は8%であったのに対し，十分なトレーニングを行っていない医師が穿刺した場合の悪性の見逃し率は25%，良性結節の切除率は30%であったと報告している[1]．実際の現場では病変の部位や種類，穿刺物の性状や量により最適な方法が異なる．本稿では甲状腺やリンパ節を対象とした穿刺法や塗抹法を解説するとともに，安全と言われている本手法の合併症についても述べることにする．

適　応

　表1，2に本邦と米国甲状腺学会(American Thyroid Association：ATA)が提案している甲状腺穿刺吸引細胞診の適応を示す[2][3]．いずれも適応は超音波所見と結節の大きさにより定められている．甲状腺機能亢進状態のバセドウ病患者，頸部を静止できない患者，インフォームド・コンセントが得られない患者では行えないが，出血傾向や抗凝固薬服用中は一般的に禁忌とはしない．明らかな良性病変(亜急性甲状腺炎，慢性甲状腺炎，良性囊胞など)や5 mm 以下の結節(ATA では1.0 cm 以下)は適応外である．リンパ節の穿刺吸引は悪性が疑われる，あるいは悪性の可能性がある超音波所見(囊胞化，微小石灰化，血流増加，甲状腺様高エコー結節，リンパ門消失，円形化，短軸増加など)がある場合に行うが，リンパ節が小さい(7 mm 以下)場合や甲状腺床に発生した1.0 cm 以下の結節は様子見することも選択肢である．また，甲状腺内悪性腫瘍が細胞診にて診断されている場合には，転移が疑われたとしても中央区域リ

---

* Hirokawa Mitsuyoshi，〒 650-0011 兵庫県神戸市中央区下山手通 8-2-35　隈病院病理診断科，科長

表 1. 甲状腺穿刺吸引細胞診の適応(甲状腺超音波診断ガイドブック第 3 版)

病変	大きさ	所見	細胞診
嚢胞性病変(充実部なし)	＞2.0 cm		適応
嚢胞性病変(充実部＜50%)	＞0.5 cm，≦2.0 cm	壁外浸潤 充実部＞0.5 cm かつ悪性所見※が複数 充実部＞0.5 cm かつ悪性所見※いずれか	適応
	＞2.0 cm		適応
嚢胞性病変(充実部≧50%) 充実性病変	＞0.5 cm，≦1.0 cm	悪性を強く疑う	適応
	＞1.0 cm，≦2.0 cm	悪性疑い	適応
	＞2.0 cm		適応
	≦0.5 cm		適応外

※充実部の形状不整，微細多発高エコー，血流増加

(文献 2 より改変)

表 2. 甲状腺穿刺吸引細胞診の適応
(米国甲状腺学会ガイドライン)

超音波パターン	大きさ	細胞診
High suspicion	≧1.0 cm	適応
Intermediate suspicion	≧1.0 cm	適応
Low suspicion	≧1.5 cm	適応
Very low suspicion	≧2.0 cm	適応
Benign		適応外
	＜1.0 cm	適応外

(文献 3 より改変)

ンパ節の穿刺を敢えて行う必要はない.

前処置と準備用品

前処置として特別なことはなく，麻酔は通常行わない．抗凝固薬の服用は絶対的禁忌ではなく，当院では敢えて中止する必要はないという方針で行っている．もっとも重要なのは安全に穿刺を行うことであり，穿刺針を刺入している数秒間は，① 動かない，② 声を出さない，③ 嚥下しない，ことを患者に理解してもらい，協力を求める．患者の緊張・不安を極力軽減させる配慮も重要である．穿刺針は本邦では 21～22 ゲージ(G)が一般的に用いられているが，欧米では 23～27G を用いている施設が多い．粘稠なコロイドや出血性成分が多い嚢胞液を排液する場合はより太い針(18～21G)を用いる．注射器にピストル型フォルダーを装着して穿刺を行うのが一般的であるが，針と注射器の間に延長チューブを付けて 2 人で穿刺を行う方法，針のみ，もしくは注射器の外筒のみを針

に装着して行う方法(無吸引法)もある．超音波装置は必須であり，針先がよく描出できるように設定する必要がある[4]．感染予防には探触子カバーを用いるが，当院ではコンドームで代用している．固定液は 95％アルコールが一般的であり，スプレー式や滴下式のものも市販されている．LBC(liquid-based cytology)検体用固定液，セルブロック用ホルマリン固定液，風乾用送風器なども必要に応じ用意する．穿刺物を用いた生化学検査を行う場合は針洗浄液として生理的食塩水(0.5～1.0 mL)を用意する．

実施方法

1．患者の体勢

患者の前頸部をできる限り伸展させることが重要である．それにより，① 甲状腺が動きにくくなり，結節が固定されやすい，② 皮膚から結節までの距離が短くなる，③ 下極側に位置する結節が上方に移動し，穿刺しやすくなる，④ 頸部前の空間が広がり，穿刺操作がしやすくなる，などの利点がある．一般的には甲状腺穿刺吸引はベッド上にて仰向け状態で行う施設が多いが，当院では超音波画像と患者の頸部の両方が注視しやすい坐位で行っている(図 1).

2．消　毒

刺入部と探触子カバー(市販のコンドーム)を消毒する．ゲル状消毒剤は，粘度があり，乾燥も遅めなので，それを用いるとエコーゼリーを使用する必要がない．

3．穿刺部位の選択

診断に最適な部位を穿刺する．動静脈・気管・反回神経などを避けて安全に穿刺するために，必ず超音波ガイド下で行う．充実部と嚢胞部が混在する場合は充実部もしくは充実部と嚢胞部の両方を，nodule in nodule あるいは nodule from nodule の場合はそれぞれの部位を穿刺する．卵殻状石灰化を伴う結節の場合は石灰化層の薄い部から刺入を試みるとよい．石灰化結節の周辺に低エコー帯が広がっている場合は低エコー部も，リンパ腫疑いの場合は結節の中心部を，未分化癌疑いの場合は辺縁部あるいはドプラで血流のある部を穿刺する．

4．穿刺方向

針の刺入方向には交叉法と平行法（図2）とがある．交叉法は針先が超音波スライス内の領域に入るまで見えないので，ある程度経験が必要であるが，安全で，硬い結節の穿刺も可能である．また，最短距離（多くの場合2cm以内）で目的とする位置に針先を刺入できることから，針が弯曲しにくく，通常の注射針が使用できる．一方，平行法で

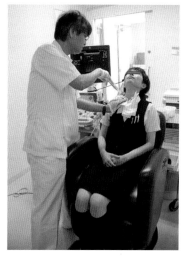

図 1．穿刺吸引細胞診時の体勢
理髪店用の椅子に座った状態で，前頸部を伸展させる

は針先を常に観察できるが，死角や穿刺ができない部位が生じる．

5．穿刺手順（図3）

1）**固定**：目的とする結節がなるべく動かないように，患者にはできる限り前頸部の皮膚を伸展してもらい，プローブで強く圧迫する．これにより，結節内の血流量が減少し，内圧が上昇し，細胞が採取しやすくなる．交叉法ではプローブで結

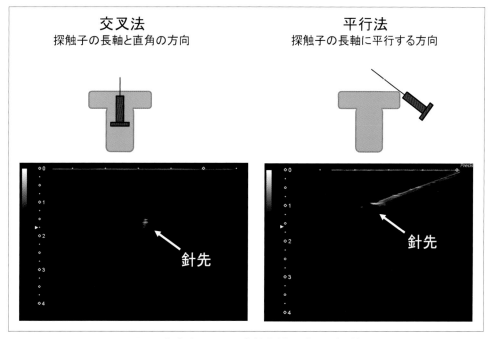

図 2．超音波ガイド下穿刺法（交叉法と平行法）

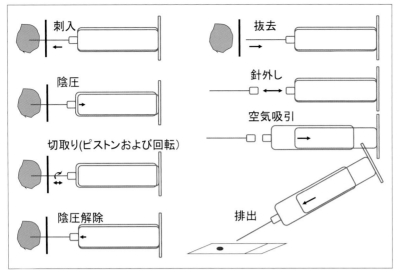

図 3.
穿刺吸引の手順

節を斜め下から強めに圧排し，針を皮膚に対して垂直に刺入できるようにする.

2）刺入：穿刺針を腫瘍内に差し込み，超音波で針先が腫瘍内にあることを必ず確認する.

3）陰圧：わずかに陰圧をかける. 陰圧の程度は 0.3 ml 以下で十分である[5]. 陰圧をかけないでもよい. 陰圧をかけすぎると，多量の血液を吸引し，検体中の細胞の割合が減少し，結果的に検体不適正になりやすい.

4）切取り：一定の陰圧状態のまま，針を前後にすばやく(1 秒間に 3 回程度)動かす(ピストン運動)か，針先を回転させる. 陰圧ではなく，針先での切取り操作により組織を採取すると理解すべきである. ピストン運動が早ければ早いほど採取細胞量は多くなる. ピストン運動をする際，他臓器では方向を変えることが推奨されているが，甲状腺では出血を招きやすいのでしないほうがよい. また，針先が結節外にでないよう注意する. 切取り時間は 3 秒以内に留める. 切取り時間を長くしても，細胞ではなく，血液を吸引するだけである. 採取する検体量は針内の容量で十分である. 採取した検体が針基(ハブ)内に見えた場合や血液が採取された場合は直ちに切取り操作を中止する. ただし，囊胞液の場合は十分に陰圧をかけ，切取り操作をせずに，シリンダー内にまで吸引する.

5）抜去：陰圧を解除してから針を抜去する. 陰圧状態のまま抜去すると，採取材料がシリンジ内に移動して乾燥変性を起こし，取り出しにくく

なる.

6）排出：穿刺針を注射筒から外し，注射筒に空気を入れてから再び穿刺針を装着し，検体をスライドガラス上に 1 回で吹き出す. 針基やシリンダー内に吸引内容物が入り込んだ場合には排出後に LBC 固定液で洗浄したものも検体とする.

7）圧迫：穿刺後，刺入部を清潔なガーゼや絆創膏の上から圧迫する. 穿刺後の出血は通常数分の圧迫で抑えることができる. 当院では 15 分間，抗凝固薬を服用している場合は 20 分間圧迫し，止血確認を行っている.

塗　抹

できる限り観察しやすい標本を作製するためには，① 薄く塗抹する，② 構築を残す，③ 血液を排除する，④ 細胞量を確保する，を心掛けて塗抹する. 実際には様々な性状や量の検体が採取されるので，採取した検体の性状や量を鑑み，それぞれに最適な方法で塗抹するべきである.

1．合わせ法

半固形物，粘稠な液状検体，少量の液状検体の場合，検体を 2 枚のスライドガラスで挟み，そのまま上下に離す(press and release method). 検体が厚く塗抹された場合には，スライドガラスの残りの部分を使って再度合わせ法を行う. この方法は細胞の破壊が少なく，組織構築が保たれやすいので，細胞所見と組織構築の両方の観察に適している.

2．吹き付け法

採取細胞量がわずかな場合，乾燥変性を防ぐため，検体をスライドガラスに吹き出した後，何もせず直ちに固定する．

3．血液除去法

少量の血液が塗抹された場合，スライドガラスを合わせる時間を長めにすると，血液成分は辺縁に押しやられ，中心部に塗抹されている細胞成分がみやすい標本となる．一方，末梢血が大量に混入した場合，直ちにスライドガラスを斜めあるいは垂直にし，血液成分を下方へ流し落とす．細胞成分の多くは最初に塗抹された部分に顆粒状の物質として確認できるので，流れ落ちた血液成分をティッシュペーパーで拭き取った後，合わせ法を行う．

4．液状化検体細胞診(liquid-based cytology；LBC)

囊胞液を吸引した場合，細胞量が少ないと判断した場合，末梢血が混入した場合，塗抹標本を作製せずに，検体をそのまま LBC 固定液に入れる（LBC 単独法）．塗抹後の針を LBC 固定液で洗浄し，通常塗抹標本と併用してもよい（通常塗抹・LBC 併用法）．LBC 固定液は溶血作用・蛋白分解作用のあるものが推奨される．LBC 標本は通常塗抹標本と比べて，細胞の回収率がよく，炎症細胞よりも上皮性細胞が，良性細胞よりも悪性細胞がより優先的に塗抹され，血液やコロイドのないクリーンな背景を特徴とする[6]．

固　定

95％アルコール，スプレー式固定液，あるいは滴下式固定液などによる湿固定が一般的である．基本的には，固定は塗抹後直ちに行うことが望ましいとされている．しかし，液状検体の場合は，塗抹後すぐに固定液に入れると，採取した細胞のほとんどが固定液の中に流れ出て，検体不適正と判断されることになる．したがって，塗抹後 10～30 秒ほど自然乾燥し，検体の粘度を上げてから固定するとよい．この間，細胞は穿刺液の中に浮遊しているため変性することはない．

補助診断

1．生化学検査

塗抹後，穿刺針を生食(0.5～1.0 ml)で洗浄し，その洗浄液を検体として，あるいは，液状検体の場合は穿刺液そのものを検体として，遠心分離後上清を血清と同じ方法で測定する．高分化甲状腺癌の他臓器転移巣，あるいはリンパ節転移が疑われる場合はサイログロブリンを測定する．ただし，中央区域リンパ節の場合は穿刺ルート上に甲状腺組織が存在することがあるので推奨しない．乳頭癌のリンパ節転移巣はしばしば囊胞化し，泡沫細胞のみが採取されることがあるため，甲状腺周囲のリンパ節を穿刺する際は必ずサイログロブリン測定を行うべきである．髄様癌を疑う場合はカルシトニンを測定する．副甲状腺病変を疑う場合は PTH を測定する．いずれも細胞診より感度が高いが，その適応・評価には注意が必要である[7]．無色透明な液体が採取された場合は副甲状腺囊胞であり，その検体には細胞はまず含まれておらず細胞診では診断できないため，必ず PTH を測定する．

2．フローサイトメトリー

甲状腺リンパ腫はほとんどが B 細胞性であることから，その細胞膜に発現している κ 鎖ないし λ 鎖をフローサイトメトリーで検出し，免疫グロブリン軽鎖の偏りを判定することにより，モノクロナリティを推定することが可能である[8]．その精度は手術材料を用いたフローサイトメトリー検査と差がない[9]．

3．遺伝子検査

本邦では未だ遺伝子検査は日常診断で取り入れられていない．欧米では市販の遺伝子検索システム(ThyroSeq v3，ThyGeNEXT/ThyraMIR，Afirma Gene Sequencing Classifier など)を用いて実際に行われており，意義不明な異型および濾胞性腫瘍の診断カテゴリーに対して遺伝子検査を行い，遺伝子異常があるものを手術適応としている．

表 3. 甲状腺穿刺吸引細胞診の合併症

合併症	尤度(%)	重大度	対応策
疼痛・不快感	～92	軽度	細針使用，局所麻酔，結節上部の皮膚伸展
血腫(小)	0.3～26	軽度	出血傾向の既往歴聴取，抗凝固薬服用の中止
血腫(大)	≧5 or ≦10	重度	細針使用・超音波ドプラによる血流確認
血腫(神経炎合併)	<5	重度	結節上部の皮膚伸展
偽動脈瘤	<5	中等度	穿刺後圧迫時間の延長 機能亢進症状態下での穿刺を回避
急性一過性腫大	<5	軽度	氷冷，経過観察
感染症	≧5 or ≦10	重度	念入りな消毒
反回神経麻痺	0.036～0.9	中等度	細針使用，結節背部への貫通を回避
血管迷走神経性反応	0.5～1.3	軽度	疼痛・緊張への対応
気管穿刺	0.3	軽度	超音波ガイド下穿刺，プローブ圧迫による腫瘤の移動
嚥下障害	<5	軽度	
穿刺経路再発 (乳頭癌)(濾胞癌)(未分化癌)	(0.14)(<5)(<5)	重度	細針使用，抜去時確実な陰圧解除，無吸引穿刺 過剰なピストン運動を回避，穿刺回数を制限
腫瘤径変化	13-35	軽度	
甲状腺中毒症	1	中等度	

組織学的変化
出血，ヘモジデリン沈着，血管増生，肉芽組織，線維化，石灰化，壊死，嚢胞化，血栓，血管内皮細胞の乳頭状増殖，偽被膜浸潤，梗塞

(文献 11 より引用)

合併症と対処(表 3)

1. 疼痛・不快感

疼痛や不快感はもっとも頻度が高い合併症で，穿刺を受けた患者のほとんどにみられる．キシロカインを用いた局所麻酔(針のない器具で皮膚注入やキシロカインクリーム)が効果的であるが，本邦ではほとんど行われていない．当院で行った検討では，22G と 25G の注射針を用いた場合の痛みの程度に有意差はなかった．一方，針の太さにかかわらず，1 回目よりも 2 回目の穿刺のほうに痛みが強かったことから，できる限り 1 回での採取を心掛けるようにしている[10]．

2. 出 血

正確に出血の有無を確認するのは難しく，出血の頻度は報告によりかなり異なる．顕微鏡的な出血まで考慮すればほぼ全例に出血があると考えられる．出血部位は結節内，甲状腺と前頸筋の間の結合組織，皮下が多い．副甲状腺腺腫を穿刺した場合，前胸部にまで及ぶ多量の皮下出血をきたすことがある．

3. 血管迷走神経反射

血管迷走神経反射は 0.45～1.28%の頻度で報告されている[11]．穿刺後にみられる徐脈や失神は一過性で，頭を低く足を上げるようにしていると通常は 2～3 分間で回復する．

4. 感 染

甲状腺はもともと感染しにくい臓器であり，感染症を合併することはほとんどない．嚢胞性結節，免疫不全患者，アトピー性皮膚炎などが細菌性感染症のリスクである．

5. 反回神経麻痺

麻痺は片側性で，嗄声は一過性で翌日～2 日目に発症し，2～6 ヶ月で自然回復することから，穿刺針による神経の直接傷害ではなくて，穿刺による血腫や炎症による神経の圧迫・伸展が原因と考えられている．反回神経は左右でその走行が異なるので，その位置をよく理解したうえで穿刺することが望ましい．

6. 急性一過性甲状腺腫大

穿刺後数分以内に発症し，腫大は 4.5 倍にも及び，ぞっとするくらい急に腫れるため "thyroid

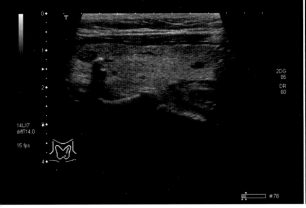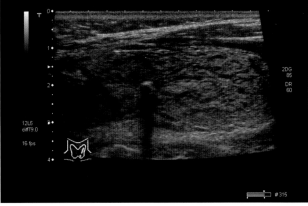

a | b

図 4. 急性一過性甲状腺腫大
穿刺前（a）に比べて，穿刺後（b）は甲状腺の厚さがほぼ 2 倍になっている

thriller" と呼ばれている．超音波が特徴的で，甲状腺は両側性，ときに片側性に腫大し，血流のない樹枝状の低エコー（hypoechoic crack）が観察される（図 4）．結節部の腫大や甲状腺周囲の出血は伴わない．甲状腺腫大は一過性で，1〜20 時間程度で軽快し，呼吸困難をきたさないため局所の冷却のみで経過観察可能であるが，挿管にまで至った症例報告もある．ステロイド点滴の効果は定かではない．

7．気管穿刺

気管前にある結節を穿刺する際，空気の吸引や血痰を伴う咳嗽の出現で気管穿刺を知ることができるが，気づかないことも多く，細胞診標本にて線毛円柱上皮細胞や軟骨細胞が確認されてから気管穿刺が判明することも稀ではない．結節が気管前にある場合，交叉法の穿刺ではプローブで結節を斜めから圧迫し，反対側に結節を移動させて穿刺すれば気管穿刺を防ぐことができる．

8．穿刺経路再発

癌細胞が穿刺経路に沿って拡がり，再発することを穿刺経路再発と言い，その頻度は穿刺 5 年後 0.15％，10 年後 0.37％である[12]．病変は多発する傾向にある．腫瘍の悪性度が高いほど発生率が高い．

9．組織学的変化

穿刺針の大きさに一致する血腫，肉芽組織，瘢痕をみた場合にはまず穿刺による可能性を考慮すべきである．穿刺による被膜の断裂・二重化・陥凹，梗塞，腫瘍播種，偽浸潤などの組織変化は病理診断の際にやっかいな問題を引き起こすことがあるという意味で，worrisome histologic alterations following fine-needle aspiration of the thyroid（WHAFFT）と呼ばれている[13]．腫瘍梗塞は好酸性細胞型濾胞性腫瘍と乳頭癌に起きやすい．

おわりに

穿刺吸引細胞診は，十分にトレーニングを受けた穿刺医によって行われた場合には非常に診断精度が良く，信頼される診断法と言える．一方，十分なトレーニングを受けていない穿刺医が行った場合は，しばしば誤診，トラブル，合併症を招くことになるだろう．穿刺法や塗抹法の向上には，穿刺の場ですぐに染色し採取材料の評価を行う迅速細胞診（rapid on-site cytologic evaluation；ROSE）と標本観察からのフィードバックによる反省とがある．

参考文献

1) Ljung BM, Drejet A, Chiampi N, et al：Diagnostic accuracy of fine-needle aspiration biopsy is determined by physician training in sampling technique. Cancer Cytopathol, 93：263-268, 2001.
2) 日本乳腺甲状腺超音波医学会・甲状腺用語診断基準委員会（編）：甲状腺超音波診断ガイドブック改訂第 3 版. 南江堂, 2016.
3) Haugen BR, Alexander EK, Bible KC, et al：2015 American Thyroid Association Management Guidelines for Adult Patients with Thyroid Nodules and Differentiated Thyroid Cancer：The American Thyroid Association Gui-

delines Task Force on Thyroid Nodules and Differentiated Thyroid Cancer. Thyroid, **26**: 1-133, 2016.

4) 廣川満良：超音波や CT ガイド下穿刺吸引細胞診．病理と臨床, **31**: 124-128. 2013.

5) Hirokawa M, Suzuki A, Miyauchi A：Thyroid Fine-Needle Aspiration and Smearing Techniques. VideoEndocrinology, **5**(2)：ve. 2018.0119, 2018.
Summary 甲状腺穿刺吸引の穿刺法と塗抹法がビデオで紹介されている．

6) Suzuki A, Hirokawa M, Higuchi M, et al：Cytological characteristics of papillary thyroid carcinoma on LBC specimens, compared with conventional specimens. Diagn Cytopathol, **43**: 108-113, 2015.
Summary 甲状腺における液状化検体の有用性と細胞像の特徴が報告されている．

7) 廣川満良，鈴木彩菜，川木裕子ほか：甲状腺穿刺材料を利用した補助診断．内分泌外会誌, **37**: 32-38, 2020.

8) Hirokawa M, Kudo T, Ota H, et al：Preoperative diagnostic algorithm of primary thyroid lymphoma using ultrasound, aspiration cytology, and flow cytometry. Endocr J, **64**: 859-865, 2017.

Summary リンパ腫が疑われた場合の診断アルゴリズムが提案されている．

9) Suzuki A, Hirokawa M, Higashiyama T, et al：Flow cytometric, gene rearrangement, and karyotypic analyses of 110 cases of primary thyroid lymphoma：a single-institutional experience in Japan. Endocr J, **66**: 1083-1091, 2019.

10) Tanaka A, Hirokawa M, Higuchi M, et al：Optimal needle size for thyroid fine needle aspiration cytology. Endocr J, **66**: 143-147, 2019.

11) Polyzos SA, Anastasilakis AD：Clinical complications following thyroid fine-needle biopsy：a systematic review. Clin Endocrinol(Oxf), **71**(2)：157-165. doi：10.1111/j.1365-2265.2009.03522.x. Epub 2009 Jan 19.
Summary 甲状腺穿刺吸引細胞診の合併症とその頻度，対処法がレビューされている．

12) Hayashi T, Hirokawa M, Higuchi M, et al：Needle Tract Implantation Following Fine-Needle Aspiration of Thyroid Cancer. World J Surg, **44**: 378-384, 2020.

13) LiVolsi VA, Merino MJ：Worrisome histologic alterations following fine-needle aspiration of the thyroid(WHAFFT). Pathol Annu, **29**(Pt 2)：99-120, 1994.

MB ENT, 259 : 29-34, 2021

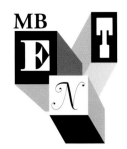

◆特集・"口腔咽頭・頸部"私の day & short stay surgery―コツと経験―

頸部リンパ節・腫瘤の生検術・摘出術

森　照茂*1　星川広史*2

Abstract　我々耳鼻咽喉科医にとって, 頸部リンパ節腫脹や頸部腫瘤は日常診療において遭遇することが多い身体所見である. 診断目的, あるいは治療を兼ねて頸部開放生検術や腫瘤摘出術を要することがあり, それらの手技は day & short stay surgery(DSSS)になることが多い. DSSS での頸部開放生検術は局所麻酔で行う機会も多く, 頸部開放生検術は耳鼻咽喉科の手術手技の中でももっとも安全で確実な操作が求められる手術手技の1つである. 頸部開放生検術や腫瘤摘出術には基本的外科手技が多く含まれており, 正しい手技の理解と使用する機器の物理的, 電気的な特性もよく理解しておく必要がある. 本稿では, DSSS での頸部開放生検術ならびに腫瘤摘出術を行う際の基本的手技とそのコツについて解説していく.

Key words　頸部リンパ節腫脹(cervical lymphadenopathy), 頸部腫瘤(neck tumor), 頸部開放生検術(open neck biopsy), バジング(buzzing), 可吸収性止血剤(absorbable hemostatic packing)

はじめに

　頸部腫脹・腫瘤は日常診療において遭遇することが多い身体所見であり, 広く普及してきた超音波検査装置のおかげでその局在や性状まで正確に指摘されることが多い. 特に, 血液疾患を含む悪性腫瘍の治療は, 組織学的な情報に基づいた治療法が確立されており, 確実に診断をつけることがその後の治療結果につながることは言うまでもない. 頸部リンパ節・腫瘤の組織学的な検査は頸部開放生検術(open neck biopsy；ONB)が必須であるが, その局在が深頸部や大血管近傍でない限り, day & short stay surgery(DSSS)になることが多い. DSSS は局所麻酔で行う機会も多く, 若手の医師が執刀医となることも少なくないと思われる.

　ONB には基本的外科手技が多く含まれているが, 注射の打ち方, メスの持ち方などベテラン外科医にとってみれば当然の手技も, 若手医師にとってみれば初めてのこともあれば, 使用する機器の扱いに不慣れなこともあると思われる.

　本稿においては, DSSS での頸部リンパ節・腫瘤に対する ONB の基本的手技とコツについて解説していく.

基本の手術手技

1. 注　射

　DSSS はその多くが意識を残した状態での処置であり, 皮膚切開時の痛みを感じる可能性がある. 局所浸潤麻酔は, 意識を残した状態での無痛を目的とすることを意識してほしい.

1) 基本手技

　皮内浸潤・皮下浸潤：皮膚切開線に対して浸潤麻酔後, 皮下組織に針を進め, 事前吸引テストを行い, 血液の逆流がないことを確認しつつ局所麻酔薬を注入する. 広範囲に少量ずつ注入, 浸潤させることが望ましい.

*1 Mori Terushige, 〒761-0793 香川県木田郡三木町池戸1750-1　香川大学医学部耳鼻咽喉科学, 助教
*2 Hoshikawa Hiroshi, 同, 教授

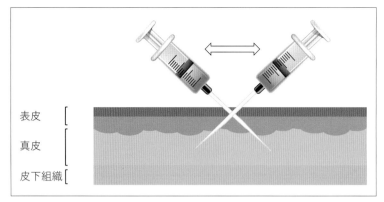

図 1.
皮下組織への浸潤麻酔
1ヶ所に注入しても効果がないため，刺入部を軸に針を様々な方向に動かし，周囲に少しずつ注入する

表皮
真皮
皮下組織

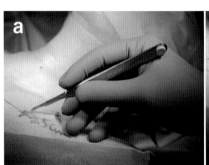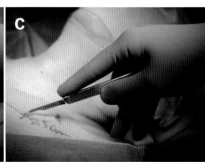

a．執筆法(pen holding)　　　　b．提琴把持法(violin-bow holding)　　　　c．食刀把持法(table knife holding)

図 2．メスの持ち方
人それぞれの持ち方があるが，用途(部位，目的)に合わせて正確に切離できる持ち方をすればよい

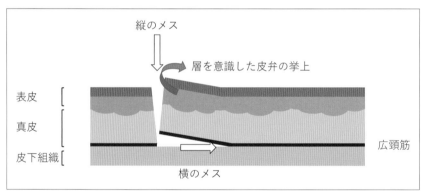

縦のメス
層を意識した皮弁の挙上
表皮
真皮
皮下組織
横のメス
広頸筋

図 3．
メスの使い方の意識
層を縦方向に切り開いていく「縦のメス」，創面を切り開いていく「横のメス」，組織を削ぐ「斜めのメス」を意識する

2）コ ツ

注射針を何回も刺入すると患者に痛みや恐怖を与えかねないため，刺入した部位は変えずに，針の方向を変えながら様々な方向に注入する(図1)．

2．切開・切離

1）切開・切離の種類

（1）Cold knife：いわゆるメスである．持ち方は個人個人が使用しやすい持ち方でよいが，今一度その持ち方を意識してほしい(図2)．DSSSのような小手術では小さな円刃刀(No.15)，尖刃刀

(No.11)を用いる．持ち方をその用途に合わせて使い分けることを心掛ける．

また，運刃の際の意識として，「縦のメス」「横のメス」[1]「斜めのメス」[2]と呼ばれる手法を意識する(図3)．

（2）Hot knife：高周波手術装置を代表とするエナジーデバイスのことである．本稿ではいわゆる電気メスについて述べる．

2）電気メスの使用方法

（1）電気メスでの切離の仕方を意識する：電気

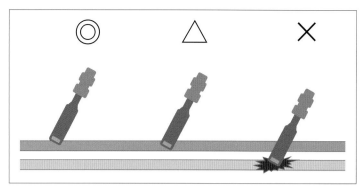

図 4.
電気メスの切離できる部分と安全性
金属部分は電流があるため基本どの部分を使っても通電する（切開・凝固ができる）．一番右の図のように，電気メスの腹の部分で切離すると先端部が見えない状態になり，深部の副損傷が生じる危険性がある

メスの金属部はどの部分でも切離できるが，電気メスの先端，特に先端部のカーブ・端を意識して切除を行う（図4）．電気メスの腹部分で切離するのは切離する組織の，さらに深部の組織を傷つけてしまうことになりかねない．先端で切離すると，電気メス全体を視認でき副損傷（collateral damage）を防げる[3]．

(2) Cut モードと Coag モードを使い分ける:
切ることに主眼を置いた Cut モード（黄ボタン），切れ味は落ちても止血しやすい Coag モード（青ボタン）を意識して使い分ける必要がある．Cut モードは Coag モードより低電圧であり，先端部を使用することで接触が少なくなり，電流密度が高くなることで鋭利に切離できる．特に，頭頸部において神経，血管が密集している部位では電圧が強い Coag モードを使用しすぎると周囲組織に与える collateral damage も大きくなるので使用を控える[3][4]．

3）コ ツ
切開線は一般に皮膚割線（Langer 割線）に沿わせることが原則であるが，後頸部で毛髪に近い部分では縦に切開したほうが摘出しやすく，傷も目立たない場合がある．切開の長さは良悪の違いはあるが，腫瘍より大きく切開したほうがその後の操作性がよく，視野の確保，剥離操作，止血操作などに際して安心感もある．小さな切開は一見傷が目立たない気がするが，手術操作の際に鈎で引っ張りすぎると皮膚に余計な緊張がかかり，かえって傷が目立つ原因にもなる．切開創の両端の部分の表皮，真皮をきちんと切開し，創の長さを有効に利用できるように意識する．

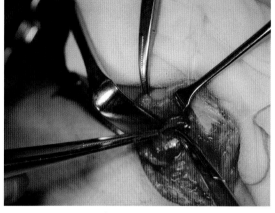

図 5. 余剰組織の把持・牽引
ドベーキー鑷子でリンパ節に付着する余剰組織を把持し牽引している．摘出組織を様々な方向に動かすことができ，組織の剥離を行いやすい

3．把 持
1）基本手技
リンパ節鑷子，リンパ節鉗子やアリス鉗子，バブコック鉗子という把持・牽引に特化した器械もあるが，我々はドベーキー鑷子を愛用している．同型鑷子は真ん中にある1本の縦溝を左右にある繊細な横溝が挟んでおり，本来は血管用鑷子である．確実な把持力と組織に優しい構造になっている．通常の無鈎鑷子より先が細い同型鑷子は後述する，出血に対し電気凝固することにも長けている（図5）．

2）コ ツ
我々はガーゼで包むように頸部リンパ節や腫瘍を把持したり，ガーゼの摩擦力を利用してカウンタートラクションをかける手技も頻用している．同手技は鑷子のような「点」での把持ではなく，「立体的」に把持・牽引することができる手技であ

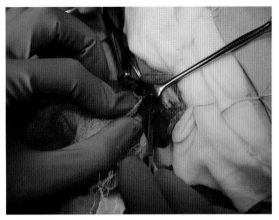

図 6. ガーゼを用いた組織の把持・牽引
ガーゼを用いて把持・牽引しカウンタートラクションをかけている. 剝離・切離する際に cold knife と hot knife を使い分けることは重要である. リンパ節近傍に顔面神経下顎縁枝を認めたため, cold knife を使用している

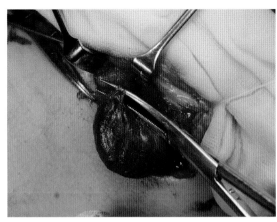

図 7. 適切な鉗子操作で剝離を行う
リンパ節周囲の組織をモスキート型ケリー鉗子で剝離している. 組織を左右に分ける剝離操作を完成させてから鉗子を進めている

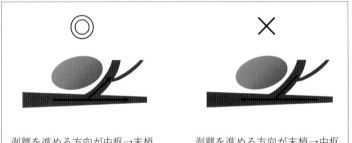

剝離を進める方向が中枢→末梢　　剝離を進める方向が末梢→中枢

図 8.
腫瘍と血管の剝離方法
中枢側から末梢側に向けて, 鉗子剝離操作の基本である. 末梢から中枢側に剝離をすると血管の分枝を損傷する危険性がある

り, 組織に対してより優しく確実な把持を行える(図6).

4. 剝　離
1) 基本手技
鉗子を開いた状態または通しながら広げる操作をすると, 鉗子の抜いた先が2つ穴になり鉗子間が剝離されていない状態になると, 鉗子深部の組織を引きちぎってしまう危険性がある. 鉗子操作の基本は「閉じて進んで, 止まって開く」である(図7).

2) コ　ツ
特に, 血管を剝離する際には, 中枢から末梢に向かって, 剝離する血管に対して水平に剝離を進めていくことが基本操作である(図8). 頸部リンパ節や腫瘍の性状にもよるが, 良性の場合は目的の組織が明視できる層まで剝離する. その後, 皮下を創の長さより広く剝離し, 視野を広げるとと

もに, 操作性を確保する.
剝離操作はメス, 鉗子, バイポーラなど, 何を使ってもよいが, 自分の得意な操作を数種類習得しておくとどのような場面にも対応できるようになる.

5. 止　血
1) 基本手技
ここではバイポーラ電極とモノポーラ電極を用いた止血術を提示する.

2) コ　ツ
(1) バイポーラ電極：鑷子状のジョーで出血点・血管を挟み通電することでタンパク変性を惹起し, 凝固層を形成させ止血する. 出血している部位をジョーで圧座, 閉鎖して血流を遮断し, つまみ上げて他組織と接触しないようにすることでさらに強固な凝固層を形成でき, collateral damage も回避できる[3].

表 1. 可吸収性止血剤一覧

止血剤は死腔充填の目的に使用することがあってはならない. 使用に際しては十分な検討が必要である

製品名	素材	形状	吸収性
一次止血			
ゼルフォーム®	ゼラチンスポンジ	スポンジ	吸収性
スポンゼル®	ゼラチンスポンジ	スポンジ	吸収性
サージセル®／サージセルパウダー®	酸化再生セルロース	綿, ガーゼ, ニューニット, 粉末	吸収性／約 2 週間
アビテン®	微線維性コラーゲン	フラワーシート	吸収性／6〜8 週間
インテグラン®	微線維性コラーゲン	綿, シート, 薄型シート	吸収性
アリスタ®	デンプン由来	粉末	吸収性／48 時間以内
二次止血			
サージフロー®	ゼラチン＆ヒトトロンビン	フロアブル	吸収性／4〜6 週間
フロシール®	ゼラチン＆ヒトトロンビン	フロアブル	吸収性／6〜8 週間
ベリプラスト®	血漿分画製剤	スプレー	吸収性／30 日程度
ボルヒール®	血漿分画製剤	スプレー	吸収性／6〜8 週間
タコシール®	シート状生物学的組織接着・閉鎖剤	シート	吸収性

（2）**モノポーラ電極**：鑷子や鉗子で組織をつまみ上げながらその器械をモノポーラ電極で通電し, 止血する手技をバジング（buzzing）という. 多くの外科医が行う止血手技であるがいくつかの注意点がある. それはニードル電極を使用したbuzzing は行わない, Coag モードではなく Cut モードで行う, 手の高さより下で通電する, などである. ニードル電極を使用すると電流密度が高くなり, 放電し collateral damage を生じやすくなる. また, Cut モードは低電圧かつ連続波であるため安定した凝固を得ることができる[3].

6. 結紮・縫合・閉創

1）基本手技

前述したとおり, 皮膚切開線は皮膚割線（Langer 割線）もしくは皮膚を緩めたときによる皺の方向（relaxed skin tension line）に合わせられていることが多い. できるだけ皮膚に緊張をかけずに縫合することが重要であり, 真皮縫合をしっかりと行うことが重要である.

表層縫合を行う場合, 糸は 5-0 ナイロン, 6-0 ナイロンといった細いものを用いて, 創に対してなるべく小さく糸をかけ, 締めこまないことが重要である.

2）コ ツ

DSSS での ONB では確実な閉創と可能な限り事後の処置を必要としないように努めるべきである. 我々は真皮・皮下縫合は抗菌性モノフィラメント吸収縫合糸で, 皮膚創部の閉鎖, 接合または補強には皮膚用接着剤もしくは創傷フィルムドレッシング剤を用いている. これらは皮膚縫合に比べて創部をきれいにするわけではなく, 安静が保てて密に縫合できればそのほうが傷はきれいになることは理解しておくべきである.

7. 可吸収性止血剤

DSSS で一番大事なことは術後出血をさせないことである. 場合によっては一次止血剤, 二次止血剤などを使用することもあるが, 何れも高額な医療材料であり, 選択・使用にはさらに慎重になるべきである（表1）.

おわりに

DSSS における ONB は, 一般外科の基本手技である. 注射, 切開・切離, 把持, 剥離, 止血, 結紮・縫合をより丁寧に行う手術手技であると考えている. 外科学が science であるとともに, 外科手術手技も science である. 若手の先生方におかれては本稿を精読したのちに, 上司の手技, 口伝の秘技（art）を思い出し, 今一度自身の手術手技を art から science にするきっかけになれば幸いである.

参考文献

1) 松浦秀博, 藤本保志, 加藤久和ほか：次世代に残したい甲状腺手術手技　横のメス, 縦のメス　甲状腺癌・右葉峡切除・気管周囲郭清を中心に. 手術. **54**(11)：1623-1629, 2000.

2) 松浦一登：選択的頸部廓清術―SOND につい
て―. 頭頸部外科. **25**(3)：287-291, 2015.
Summary 頸部廓清術とは, 廓清組織の「層」
と「面」に対して,「切る」と「掴む」という基
本的手技を行うことである.

3) Feldman LS, Fuchshuber PR, Jones DB, ed：
The SAGES Manual on the Fundamental Use
of Surgical Energy（FUSE）. Springer, New
York, 2012.
Summary FUSE は, エネルギーデバイスの
基礎から医療事故の起こるメカニズムまで学ぶ
ことができるプログラムである.

4) 桜木　徹：わかりやすい電気メスの本　自分の
武器を知る！：10-61. 金原出版, 2014.

MB ENT, 259 : 35-41, 2021

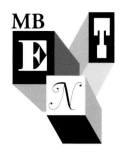

◆特集・"口腔咽頭・頸部"私の day & short stay surgery─コツと経験─

Day & short stay surgery として行う無喉頭発声のための シャント作製法と閉鎖法

岩井 大*

Abstract シャント発声法は，無喉頭者における発声法の1つである．気管切開口の気管膜様部に瘻（シャント）を作製し，ここに発声器具を留置したうえで，気管切開口を指で閉鎖しつつ呼気で発声する．本稿では，day & short stay surgery（DSSS）にてシャント発声を獲得・管理する方法を述べた．外来診察室で簡便に行える送気テストは，微弱な陽圧送気を用いて人工のおくびを作り，仮声門による発声が実際にできるかのテストである．無喉頭者に行われる2次性シャント作製は，原法では全身麻酔下であるが，鉗子付き内視鏡を用い局所麻酔下外来手術として行う手技を紹介した．一般に無喉頭者は高齢の場合が多く，シャント管理をする耳鼻咽喉科医のいない医療施設・介護施設への入院・入所の場合などでは閉鎖が必要となる．この閉鎖手術も DSSS として行える．シャントを十分に理解したうえでのシャント発声法獲得と管理が重要と思われる．

Key words シャント発声法（shunt phonation），送気テスト（air inflation test），プロボックス®（Provox®），仮声門（neoglottis），シャント閉鎖法（shunt-closing surgery），日帰り・短期滞在手術（day & short stay surgery）

はじめに

　無喉頭発声法は，喉頭癌・下咽頭癌・甲状腺癌・嚥下障害などの治療で選択される喉頭全摘出術（さらに咽喉頭頸部食道摘出術）ののちに行われる発声法である．この発声法には主に電気喉頭法・食道発声法・シャント発声法の3種があるが，それぞれ一長一短を示す．すなわち，電気喉頭では発声獲得率は高いものの，概して抑揚のない声となり，発声のたびに電気喉頭器具を頸部に押し当てる必要がある．食道発声では，即座に抑揚ある発声が可能で，手も使う必要がないため障害者と気づかれにくいが，いまだ発声が獲得できるかの事前の因子が不明であり，練習開始半年以上してから約2/3の患者が発声できないと判明する[1]．シャント発声では，発声獲得率が80〜90％と高く，抑揚のある発声ができるが，発声のたびに気管切開口を指で閉鎖する必要があり，また医師による気管切開口部でのシャント作製や，シャントへの発声器具の留置と定期的交換が不可欠である．また，シャントからのリークが生じると誤嚥性肺炎の危険性が生じる．

　無喉頭者におけるシャント発声法の普及率をみると，アメリカでは約60％，オランダでは95％とされる[2]．日本では喉頭全摘者が1〜2万人おり，このうちシャント発声人口は約2,000人と推定され[3]，決して多くない．この理由として，各医療機関での認識の遅れとともに，シャント作製や発声器具交換・シャントのトラブル管理について，医療側が敬遠している可能性が考えられる．

　Day & short stay surgery を掲げる本稿では，シャント発声のさらなる普及に向け，簡便にできるシャント発声法の適応決定法と，その作製法，さらに閉鎖法を述べる．

---

* Iwai Hiroshi, 〒 573-1010 大阪府枚方市新町 2-5-1　関西医科大学耳鼻咽喉科・頭頸部外科，主任教授

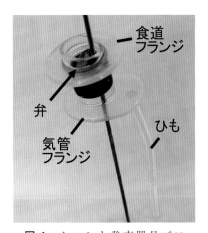

図 1. シャント発声器具プロ
ボックス®(ProvoxVega)
胴体の食道側には飲食物の逆流
防止弁があり，この図ではこの
弁をわかりやすくするため内筒
に針金を挿入している．胴体
(筒)の外形は 7.5 mm であり，食
道フランジは直径 14.5 mm であ
る．ひも(セーフティ・ストラッ
プ)が付着する気管フランジは楕
円形で，短径が 13.15 mm，長径
が 16.9 mm である．シャントに
留置後はひもが付着した部分の
気管フランジをひもとともに切
除する

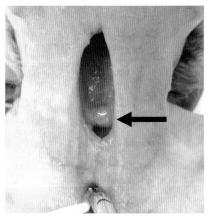

図 2. 仮声門
放射線同時化学療法と喉頭全摘出術
後に咽頭皮膚を形成し，仮声門(矢
印)が明視できた症例である

シャント発声器具の歴史

　シャント発声に用いられる発声器具はいずれも
日本製でなく輸入品である．1980 年にブロムシン
ガー®が作製[4]されて以来，ビボナ®，アクシル®な
どの器具が，患者自身で毎日交換する「短期留置
型」として発売されたが，企業の都合で市場から
消えつつある．グロニンゲン®，プロボックス®(図
1)などの，数ヶ月ごとに医師が交換する「長期留
置型」が遅れて登場したが，グロニンゲン®はプ
ロボックス®の会社に吸収されて製造が中止とな
り，現在日本ではもっぱらプロボックス®が発売
されている．

発声機序

　シャント発声には，食道発声の場合と同様に，
口側に向かって空気が一気に流出することと，流
出経路に狭窄部位が存在し，ここが「仮声門」(あ
るいは「新声門」)として振動することが必要であ
る．この仮声門は，頸部食道後壁が残存している
場合は，その後面にある下咽頭収縮筋が隆起して
形成される[5)6)]．下咽頭収縮筋は食道入口部を持続
的に絞扼させ，一方，嚥下時では弛緩して入口部
を開大させる筋である．喉頭全摘出術後に咽頭皮
膚を形成し，仮声門が明視できた症例を提示する
(図 2)．一方，咽喉頭頸部食道摘出術および遊離
空腸再建の症例では，咽頭後壁や下咽頭収縮筋が
切除されており，仮声門は多くの場合，咽頭と空
腸の吻合された隆起部となる．ただし，咽頭と空
腸とが端側吻合である症例や，空腸にたるみを持
たせて縫着されている症例では，たとえ咽頭空腸
吻合部に狭窄ができていても空気の流出が障害さ
れて発声の獲得がしばしば難しい[7)]．

2 次性シャント発声法の適応

　2 次性シャント発声の適応条件として以下が考
えられる．なお，放射線照射歴のある症例や喉頭
全摘後長期にわたる症例でもシャント発声の適応
である．ただし，シャント作製時期として，放射
線照射後 3 週以降，喉頭全摘術後 5 週以降[8)]，咽
喉頭頸部食道摘出術および遊離空腸再建術後 3 ヶ
月以降[7)]とされる．

1．気管切開口の直径は 2 cm 以上が望ましい

　シャント発声に主に用いられるプロボックス®
(図 1)の気管フランジ部分は 13.15×16.9 mm で

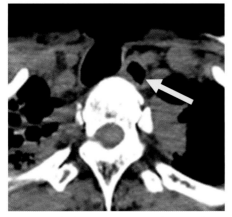

図 3. 食道の偏位した症例（CT 所見）
気管切開口裏面から離れて食道が存在
する．シャント発声の非適応と考えら
れる

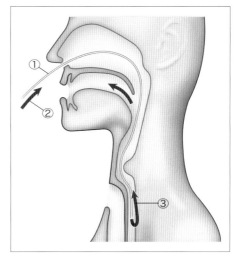

図 4. 送気テスト（模式図）
数時間の絶食のあと，まず経鼻的に内視
鏡を挿入し，気管膜様部内側に食道（あ
るいは再建空腸）があることと，十分な
内腔があることを確認する．また，鼻か
ら気管切開口膜様部までの長さを計測す
る．これを抜去したのち，細いネラトン
カテーテル（8F など）を内視鏡の場合と
同じ距離まで挿入してその先端が気管膜
様部になるように留置する（①）．耳管通
気に用いる送気をごく微弱な圧に調整し
た後，このカテーテルにつないで送気を
開始する（②）．送気圧が強い時や，カ
テーテルが尾側すぎたときは胃膨満感を
起こしやすい．送気はおくびとなって上
がってくるので（③），患者に「アー」と
持続的に言わせて明瞭な発声できること
を確認する

あるため，小さな気管切開口にプロボックス® を
入れると，気管切開口を閉鎖させての気道狭窄
や，気管切開壁に当たっての出血や肉芽形成を生
じる．

2．指で気管切開口を塞げること

気管切開口の直径は，患者が指で気管切開口を
塞いだ場合，呼気が漏れないよう大きすぎない必
要がある．また，患者の指（できれば母指）で気管
切開口を閉鎖できることが必要である．シャント
発声での気管切開口周囲は平坦であることが望ま
しいが，喉頭摘出術時に胸鎖乳突筋前縁を切断さ
れていない症例では，この筋が相対的に隆起して
気管切開口の指による閉鎖を難しくさせている場
合がある[8]．うまく気管切開口を塞げない場合は，
たとえばスプーンの先に布を丸く括り付けたもの
で塞いで発声する．

3．発声やシャント管理に積極的であること

患者の多くが高齢者であり，補聴器と同様に新
しい文化の取り入れに消極的な方も多い．周囲の
環境によっては発声を必要としない例の他，通院
を含めたシャント管理の難しい例も存在する．

4．食物通過障害がないこと

シャント発声器具の半分（食道フランジ）が食道
（あるいは再建空腸）腔に留置されるので，食物通
過障害がすでにある腔狭小症例では，発声器具留
置が食物通過障害を悪化させる．

5．気管切開口正中内側に食道（あるいは再建空腸）が存在すること（図3）

食道（あるいは再建空腸）が偏位して気管膜様部
内側に存在しない症例では，シャントは横向きと
なり，発声はしばしば困難であり，また，気管フ
ランジとの接触による出血や肉芽形成をみる．

6．キシロカイン麻酔で嚥下反射が抑制されること

嚥下反射が抑制できない症例では，外来手術と
しての2次性シャント作製術は困難と考えられる．

7．送気テストで発声ができること（図4）

シャント発声が可能かのテストは，シャント発
声器具ブロムシンガーを考案しシャント作製法を
発表したBlom と Singer の論文の中ですでに示さ

れている[4]．筆者は当時まだ存在しなかった内視鏡を利用した方法を用いている[8]．

すなわち，内視鏡を挿入し，気管膜様部内側に食道（あるいは再建空腸）があることと，十分な内腔があることを確認する．次に，ネラトンカテーテル先端を同部（仮声門より尾側）に留置し，耳管通気に用いる送気をつないで人工のおくびを作る．このおくびを用いて発声ができないか雑音が多く聞き取れない症例や，送気がもっぱら尾側に行き胃膨満感が強く出る症例では，シャントの適応にならない．

2次性シャント作製手技の実際

1次性シャント作製術が喉頭摘出を含む腫瘍切除術時に行われるのに対し，2次性シャント作製術はシャント作製に起因する感染や瘻形成を避けるための待機手術である．

この2次性にシャントを作製し長期留置型発声器具を挿入する方法は，原法では全身麻酔下で行われるのに対し，筆者は外来で簡便に行える手術法を初めて発表した[9]．以来，いくつかの変法が報告されている[10)11]．

1．準　備

医師2人と看護師1〜2人．8Fネラトンカテーテル，1号絹糸，シャントの厚み計測器（プロボックスメジャー®），鉗子を装着した内視鏡，エピネフリン入りキシロカイン液および注射器，切開刀，鼻鉗子2本，下甲介剪刀，診察ユニット（キシロカイン噴霧器，吸引器），各サイズのプロボックス®．

2．手　技（図5）

手技の基本は，食道（あるいは再建空腸）腔側から気管切開口方向へプロボックス®を引き抜きつつ留置させる，いわゆるバックローディングである．

まず，気管切開口膜様部において，シャント作製部位を決め，同時に鉗子を装着した内視鏡にてこの部位を照らしつつ隆起させる．同時にこの部位の麻酔と切開を行う．鉗子を創部の気管切開口

側に出し，ネラトンカテーテルをつかませ中咽頭まで挙上し離す．患者に開口させ，中咽頭のネラトンカテーテル上端を口から引き出し，プロボックス®を絹糸で結びつける．次に，ネラトンカテーテルの気管切開口側を引き，プロボックス®の気管フランジを引き出す．

手術料については人工形成材料挿置術（K400.187,500点）で対応している．

3．膜様部におけるシャント作製の位置（図6）

プロボックス®を装着するにあたっては，気管切開口の気管粘膜と皮膚との境界線の頭側より尾側10〜15 mmの部位をシャントの部位とするのが望ましい．この部では，指にプロボックス®が当たらないうえ，気管が前方に折れ曲がっており，留置されたプロボックス®後端は後上方を向くので呼気が口腔に送られやすい．ただし，咽頭全摘出術の際に頭尾方向に気管切開口を広げる目的で気管を斜めに切断された症例では，この折れ曲がり角度が十分でなく，シャント発声しづらい場合がある．また，シャントが高い位置では，発声時に指がプロボックス®に当たる．尾側では，プロボックス®で一般に行われる前方からの交換が難しいうえ，呼気が尾側に送られ，発声が難しくなる．

シャントの管理

定期的なプロボックス®の交換法については，他書や業者のマニュアルに譲るが，当院ではプロボックス®（定価43,000円）を36,540円で購入し，鼻咽腔ファイバー（600点），在宅気管切開患者指導管理料（C112，900点）を合わせ，患者負担は3割なら17,400円，2割なら11,600円である．

シャントの主なトラブルは肉芽とリークであり，シャントの厚みに比し短い器具は阻血を促し肉芽が出やすい．また，長すぎる器具では発声時に指が器具を押し付けるので前後に動いて肉芽やリーク（シャント径の拡大）が生じやすい．肉芽はレーザーなどで可及的に切除する．プロボックス®に真菌コロニー（半透明の隆起）が多発して

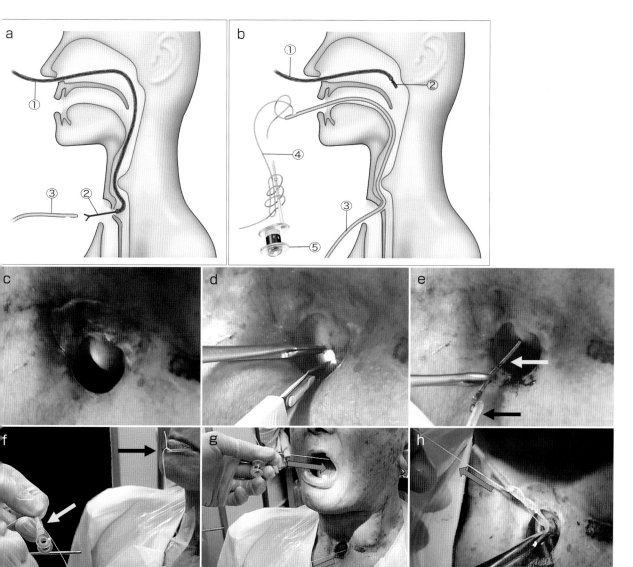

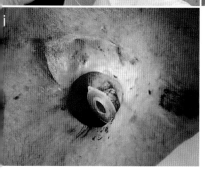

図 5.
2 次性シャント作製法
鼻腔，中咽頭，気管切開口をキシロカインで麻酔したのち，手術を開始する（模式
図：a，b）．鉗子を装着した内視鏡（①）を経鼻的に気管膜様部裏面の食道（あるいは
再建空腸）腔に進める．内視鏡先端をこの腔の前壁に押し当てて前方に膨隆させ
る．膜様部は隆起し，内視鏡の光が透見できる．気管切開口の粘膜皮膚移行部上端
から 10～15 mm 尾側の正中部分に膨隆が来るように調整する（a，c）．この部にエ
ピネフリン入りキシロカイン液の注射を行ったのち気管粘膜を切開する．内側の
食道粘膜や空腸粘膜は硬く切開刀のみでは切開が不十分になりやすいため，鼻鉗
子でこの粘膜を手前に引き出すとともに，内視鏡から鉗子（②）を押し出し，押し出
されてきた粘膜を切開，あるいは，下甲介剪刀などでカットする（d）．鉗子（黄矢
印）が腔から出てくれば，鼻鉗子で引き出し，ネラトンカテーテル（③，8F など，
黒矢印）をこの鉗子に掴ませる（e）．内視鏡全体を鉗子・ネラトンカテーテルととも
に挙上し，中咽頭でネラトンカテーテルを離す．開口させ，このカテーテル先端
（黒矢印）を口腔外に出す（b）．この際，カテーテルの反対側はシャント内に入って
しまわないように保持する．同時にシャントの厚みを，専用メジャーを挿入して計
測する．これに合ったプロボックス®（⑤）を選択するが，当初は局所の術後浮腫が
見込まれるため，もうひとサイズ長めのものを選ぶ．カテーテル先端と選んだプロ
ボックス® を 1 号絹糸（④）でそれぞれ結紮する（f，黄矢印）．ネラトンカテーテル尾
側をシャントから引き出すと（g），いったん嚥下されたプロボックス® がシャント
から現れるので，気管フランジ部分を外側に引き出して装着する（h）．ひも（セーフ
ティ・ストラップ）を根部とともに切除する（i）．なお，ここでは旧式のプロボック
スが使われているが，現在の ProvoxVega と手技に違いはない

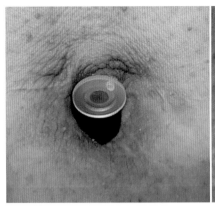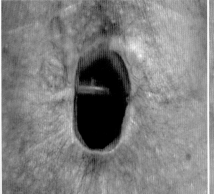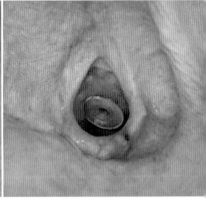

図 6. 膜様部におけるシャント作製の位置 　　　　　　　　　　　　　　　　　　　a|b|c

シャントが高い位置に存在し，発声時に指が発声器具(ここでは以前に使われたグロニンゲン®)に当たる例(a)．プロボックス®尾側が後上方を向き，シャントに適した位置の例(b)．シャントが尾側すぎ，発声に雑音が多く，また，将来のシャント閉鎖も施行しにくいと予想される例(c)

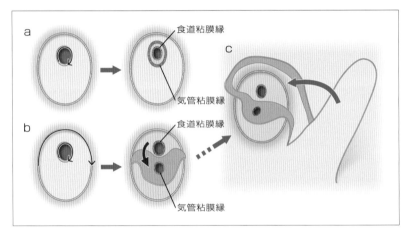

図 7.
シャント閉鎖術
手技の基本は，シャントに環状切開を加えて剝離し，気管粘膜と食道粘膜とを別個に縫合することである(a)．さらに，気管切開口上部の皮膚粘膜移行部から気管粘膜を剝離して，別個の粘膜縫合をする．剝離した気管粘膜は皮膚粘膜移行部に縫合する(b)．局所の状態によっては皮弁を用いる(c)

シャント内腔を拡大する症例があり，対策として，交換頻度を上げる(ただし保険でのカバーは月1回まで)と同時に，抗真菌薬(フロリードゲル®)の眠前を含めた使用を試みる[8]．コロニーや食物残渣が弁の部分を離開させリークを起こしている場合には，細いブラシによる定期的な掃除の頻度を上げるとともに，早めの交換を行う．シャントが拡大してリークが強い場合や器具が抜けやすい場合には，太い口径のプロボックス®が用意されている．また，発声はできなくなるが，応急処置として，シャント径に合った尿道カテーテルをシャントに挿入して先端を口側に向けて留置し，シャントから出たカテーテルの反対側を皮膚にテープ固定して様子をみても良い．

シャント閉鎖術(図 7)

上記の処置を経てもシャントのトラブルが解決できない場合や，発声獲得が難しい場合，また，シャント交換ができない地域への引っ越しや医療施設・介護施設への入院・入所の場合においては，シャントの閉鎖を検討する[12]．シャントの位置を変更する際も，シャントをいったん閉鎖し，数週間後に再びシャントを作製する．

シャント閉鎖の手技の基本は，シャントに環状切開を加え，気管粘膜と食道粘膜とを別個に縫合することである(図 7-a)．さらに，気管切開口上部の皮膚粘膜移行部から気管粘膜を剝離して，各粘膜を別個に縫合すれば成功率が高い(図 7-b)．一般に日帰りで行うが，術後の閉鎖不全(リーク)や出血に対し慎重を期すなら短期入院もありうる．また，局所の状態によっては皮弁を用いる[7](図7-c)．

おわりに

日本のシャント発声普及率は，かつて2%とされたが[13]，現在では10〜20%[3]に増加している．無喉頭患者が発声を獲得するうえでこの発声法は有効な手段であり，これを維持するためには我々耳鼻咽喉科医の局所管理が重要である．加えて，耳鼻咽喉科医以外の医師に対する永久気管切開口・シャント・発声器具についての啓発が重要と思われる．

文　献

1) Iwai H, Shimano T, Omae M, et al：Early acquisition of esophageal phonation following tracheoesophageal phonation. Acta Otolaryngol, **126**：764-768, 2006.
   Summary　シャント発声を行うと，獲得まで通常半年はかかる食道発声が早期に獲得できることを示した．
2) 福島啓文：喉頭気管手術．気管食道シャント．JOHNS, **35**：1219-1222, 2019.
   Summary　全身麻酔下で行う2次性シャント作製術を提示し，また筆者がすすめる遊離空腸再建症例での経験を述べた．
3) 佐藤雄一郎：代用音声．耳喉頭頸, **89**：616-622, 2017.
4) Singer MI, Blom ED：An endoscopic technique for restoration of voice after laryngectomy. Ann Otol Rhinol Laryngol, **89**：529-533, 1980.
5) 西澤典子, 小橋眞美子, 酒井　昇ほか：TEシャント発声と下咽頭収縮筋．日気食会報, **45**：219-226, 1998.
   Summary　シャント発声においても食道発声

と同様に下咽頭収縮筋が作る隆起が仮声門になっていることを報告した．
6) Iwai H, Tsuji H, Tachikawa T, et al：Neoglottic formation from posterior pharyngeal wall conserved in surgery for hypopharyngeal cancer. ANL, **29**：153-157, 2002.
7) 佐藤雄一郎, 福島啓文, 四宮弘隆ほか：喉頭摘出および喉摘後のリハビリテーションについての集学的アプローチ. http://www.jshnc.umin.ne.jp/pdf/GPRJ_text.pdf
   Summary　気管食道・気管空腸シャント発声法についての包括的な情報をまとめた．
8) 岩井　大：頭頸部腫瘍後の機能回復．喉頭摘出後の音声獲得．シャント．耳喉頭頸, **79**：211-220, 2007（増刊号）．
9) Iwai H, Yukawa H, Yamamoto T, et al：Secondary shunt procedure for alaryngeal patients in an outpatient clinic. Acta Otolaryngol, **122**：661-664, 2002.
   Summary　長期留置型発声器具を留置する2次性シャント作製術が，全身麻酔を用いず外来で簡便にできることを初めて報告した．
10) 堀口章子, 下出祐造, 山田奏子ほか：当科における Provox 2 の2期的挿入法の工夫．日気食会報, **60**：240-246, 2009.
11) Fukuhara T, Fujiwara K, Nomura K, et al：New method for in-office secondary voice prosthesis insertion under local anesthesia by reverse puncture from esophageal lumen. Ann Otol Rhinol Laryngol, **122**：163-168, 2013.
12) 増山敬祐, 宮崎恭子, 石井裕貴：気管食道シャント孔閉鎖症例から考えるシャント発声者への支援．日気食会報, **71**：245-250, 2020.
13) 高橋宏幸, 夜陣紘治：喉頭摘出後の音声について．広島医学, **56**：634-638, 2003.

新刊

\小児の/ 睡眠呼吸障害 マニュアル 第2版

編集　宮崎総一郎（中部大学生命健康科学研究所特任教授）
千葉伸太郎（太田総合病院附属睡眠科学センター所長）
中田　誠一（藤田医科大学耳鼻咽喉科・睡眠呼吸学講座教授）

2020年10月発行　B5判　334頁　定価7,920円（本体7,200円＋税）

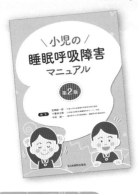

2012年に刊行し、大好評のロングセラーがグレードアップして登場！

睡眠の専門医はもちろんのこと、それ以外の医師、
研修医や看護師、睡眠検査技師、保健師など、
幅広い医療従事者へ向けた「すぐに役立つ知識」が満載。
最新の研究成果と知見を盛り込んだ、
まさに決定版といえる一冊です！

CONTENTS

I　はじめに
小児の睡眠／小児の睡眠健康指導（乳幼児から6歳まで）

II　小児の閉塞性睡眠呼吸障害の overview
耳鼻咽喉科の立場から／小児科の立場から

III　小児睡眠呼吸障害の病態
小児の気道閉塞性／乳幼児睡眠と呼吸循環調節からみた乳幼児突然死症候群（sudden infant death syndrome：SIDS）／小児睡眠呼吸障害と成長／小児睡眠呼吸障害と循環器系，夜尿，胸部変形の影響／小児睡眠呼吸障害と顎顔面発達／小児睡眠呼吸障害の季節性変動／姿勢と睡眠呼吸障害／小児睡眠呼吸障害の影響（認知機能・発達の問題）

IV　鼻と睡眠呼吸障害
鼻と睡眠呼吸障害／鼻と通気性／小児睡眠呼吸障害とアレルギー性鼻炎／鼻呼吸障害の顎顔面への影響

V　小児睡眠呼吸障害の疫学

VI　小児睡眠呼吸障害の診断
診断基準／質問紙（OSA-18）／問診／鼻咽頭の診察／ビデオ／画像診断①―単純X線―／画像診断②―CTの有用性―／酸素飽和度モニター／睡眠ポリグラフィ（polysomnography：PSG）検査

VII　手術治療
アデノイド切除・口蓋扁桃摘出術の手術適応（年齢も含めて）／アデノイド切除・口蓋扁桃摘出術／麻酔管理／鼻手術／1～3歳の口蓋扁桃摘出術（免疫機能も含めて）／手術困難例／顎顔面手術（奇形，上顎骨急速拡大（RME）を含む）

VIII　保存治療
n-CPAP療法／内服治療／点鼻／補完的治療法としての口腔筋機能療法（Myofunctional therapy：MFT）の可能性

IX　周辺疾患
中枢性睡眠時無呼吸症候群／先天性疾患と睡眠呼吸障害／肥満と睡眠呼吸障害／軟骨無形成症児の睡眠呼吸障害／ダウン症候群と睡眠呼吸障害（舌下神経刺激も含む）／プラィダー・ウィリー症候群／神経筋疾患と睡眠呼吸障害／重症心身障害児（者）と睡眠呼吸障害

X　睡眠呼吸関連の略語，用語解説

Column
眠る前の環境を整えて，子どもの睡眠改善／子どもの睡眠不足症候群／子どものいびき相談／漏斗胸は睡眠時無呼吸症候群が原因？／中学生の夜尿症と睡眠時無呼吸症候群／睡眠時無呼吸症候群は遺伝するか？／夜驚症について／肺性心の例（私の忘れられない小児SASの出発点）／鼻茸による重症の睡眠時無呼吸症例／眠れない母親と空気清浄機／局所麻酔の口蓋扁桃摘出術／忘れられない子どもの例／手術直後にヒヤリとした一例／いびきがないとものたりない？／双子のOSA／忘れ得ぬ症例　ムコ多糖症の睡眠呼吸障害／食べられない子どもとSDB／OSA児鎮静の恐怖／保存療法が著効した乳児重症睡眠呼吸障害患者の母親からの手記

全日本病院出版会
〒113-0033 東京都文京区本郷3-16-4　Tel：03-5689-5989
www.zenniti.com　Fax：03-5689-8030

MB ENT, 259：43-48, 2021

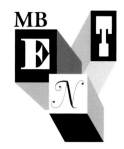

◆特集・"口腔咽頭・頸部"私の day & short stay surgery―コツと経験―

いびき改善手術

木村文美[*1]　　中田誠一[*2]

Abstract　いびきに悩む患者はかなりの数にのぼると思われ，ベッドパートナーから指摘されて初めて気づくことが多い．いびき治療では，まずは保存的，低侵襲な治療から始めて，それでも治らなければ外科的治療も考慮する．外科的治療を行う場合は，事前に各種検査を行い，睡眠時無呼吸はあるかどうか，閉塞部位はどこにあるかということをしっかりと見極めなければならない．近年は日帰り手術の laser-assisted uvulopalatoplasty（LAUP）において，術後の疼痛や口蓋垂と軟口蓋の拘縮・瘢痕化に苦しむ症例が多数報告され問題となっている．そのような事態を防ぐために，手術適応であるかどうかきちんと考え，患者へのインフォームド・コンセントをしっかり行い，術後のケアを行える環境を整えることが大切である．

Key words　いびき（snoring），laser-assisted uvulopalatoplasty（LAUP），閉塞性睡眠時無呼吸（obstructive sleep apnea；OSA），鼻手術（鼻粘膜焼灼術・下鼻甲介切除），終夜睡眠ポリグラフ（PSG）検査

はじめに

いびきに悩んでいる患者はかなりの数にのぼると思われる．

患者自身では気づかず，ベッドパートナーから指摘されて初めて気づくことが多い．

いびきについての明確な診断基準はなく，ベッドパートナーが感じるいびきの強さを Visual Analogue Scale（VAS）で主観的に表現されていたりする．

この身近ないびきについての治療を，day & short stay surgery 中心に述べる．

いびきの原因は何か

まず仰臥位になることで，重力によって軟口蓋や舌根部といった上気道の周囲の組織が中〜下咽頭領域で下方に落ち込み，自然と上気道が狭くなる．

上気道が狭くなると，狭くなった分通路を通る空気圧が高くなり，通過した空気が一気に広い空間に拡散するため乱流が発生する．この乱流が軟口蓋・口蓋垂・咽頭粘膜などを振動させ，いびきを発生させる．

上気道が完全に閉塞すると，閉塞性睡眠時無呼吸（obstructive sleep apnea；OSA）が起こる．

また，いびきと OSA の間には昔に定義されていた上気道抵抗症候群が入る[1]．

つまり，いびきとは，いびき症→上気道抵抗症候群→OSA という上気道の閉塞していく過程で起こる睡眠呼吸障害の一番軽いタイプと考えることができる（表1[2]）．

[*1] Kimura Ayami，〒454-8509　愛知県名古屋市中川区尾頭橋3-6-10　藤田医科大学ばんたね病院耳鼻咽喉科，助教
[*2] Nakata Seiichi，同，教授

表 1. 上気道閉塞レベルによる睡眠呼吸障害の種類

	上気道抵抗 ↑	覚醒反応 ↑	低酸素血症
閉塞性睡眠時無呼吸	●	●	●
上気道抵抗症候群	●	●	
いびき症	●		

いびき症では上気道抵抗は上昇するが，呼吸時にいびきを伴うのみ
で睡眠構築，血液ガスに変化がない．上気道抵抗症候群では上気道
抵抗がさらに上昇し覚醒反応が生じ，睡眠の質が低下する（血液ガ
スの変化は軽微）．閉塞性睡眠時無呼吸ではガス交換の異常（低酸
素・高炭酸ガス血症）が出現する

表 2. いびき症，睡眠時無呼吸などの睡眠障害を鑑別するための検査一覧

実施検査	所見	鑑別疾患
PSG 検査 （簡易睡眠呼吸検査でも代用可能）	AHI≧5（成人） AHI<5（成人）	睡眠時無呼吸（多くは閉塞性） いびき症
セファロメトリー（側方頭部 X 線規格写真）検査	Facial axis（顔面軸）[*1]<86°（成人） Facial axis（顔面軸）[*1]≧86°（成人）	睡眠時無呼吸，いびき症の可能性は高くなる 睡眠時無呼吸，いびき症の可能性は低くなる
鼻腔通気度検査	鼻腔通気度[*2]<0.35 Pa/cm³/s（成人） 鼻腔通気度[*2]≧0.35 Pa/cm³/s（成人）	睡眠時無呼吸，いびき症の可能性は低くなる 睡眠時無呼吸，いびき症の可能性は高くなる
口腔内視診・喉頭ファイバー検査 ・米国（Friedman）の口蓋扁桃肥大の分類（図1） ・Parikh による内視鏡を用いた咽頭扁桃の分類（図2） ・Friedman による内視鏡を用いた舌扁桃の分類（図3）		すべての扁桃は，肥大度が増せば睡眠時無呼吸，いびき症の可能性が高くなり，肥大度が減れば睡眠時無呼吸，いびき症の可能性は低くなる（咽頭扁桃は成人であれば通常ほとんど退化している）
睡眠質問票（Epworth Sleepiness Scale；ESS）	ESS≧11 点（成人） ESS≦10 点（成人）	睡眠時無呼吸，いびき症も含めた睡眠障害の可能性が高くなる 睡眠時無呼吸，いびき症も含めた睡眠障害の可能性が低くなる

※1：顔面軸は下顎骨の長さが短いかどうかを示す
※2：鼻腔通気度は鼻閉の状態を示す

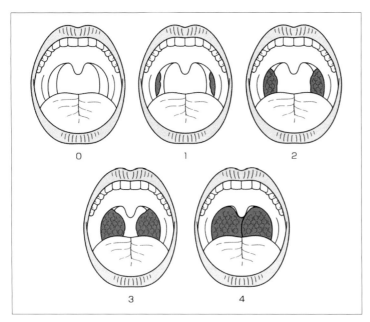

図 1.
米国（Friedman）による口蓋扁桃肥大の
分類

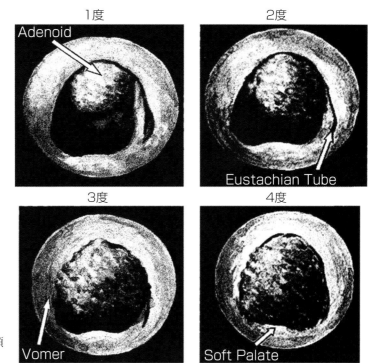

図 2.
Parikh による咽頭扁桃の分類

行うべき検査と鑑別疾患のポイント

（表 2[3]，図 1[4]，2[4]，3[5]）

1. 終夜睡眠ポリグラフ（PSG）検査，または簡易型睡眠検査

OSA は日中の眠気など主観的症状があり，無呼吸低呼吸指数（apnea hypopnea index：AHI）が5回以上あると診断される．簡易型睡眠検査は，機械を自宅に持ち帰って記録を行うため簡便であるが，正確な AHI は算出できない．AHI と区別して RDI（respiratory disturbance index）として表す．RDI は実際の睡眠時間より長い時間を睡眠時間と設定するため，その時間で割ると，RDI はAHI よりも低く計測されることが多い．RDI が20を超える場合は治療を要する場合が多い．PSG 検査では，無呼吸・低呼吸といった呼吸動態だけでなく，簡易呼吸モニターでは記録することができない睡眠の状態を併せて評価できる．一泊入院で行われ，専門の技師が様々なセンサーを装着し，朝まで連続的に測定する．記録されたデータは専門の技師によって解析され，簡易呼吸モニターと違い睡眠の状態が記録されていることから真のAHI を測定できる．

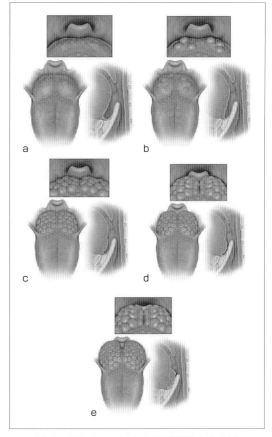

図 3. Friedman による舌扁桃肥大の分類

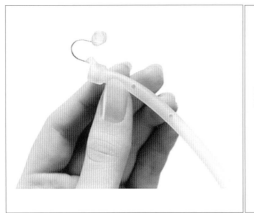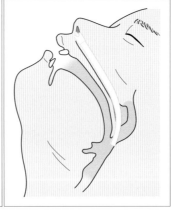

図 4.
ナステント®
鼻に柔らかいチューブを
挿入することで睡眠時の
気道を確保する

2．セファロメトリー(側方頭部 X 線規格写真)[6]

セファロメトリーはその X 線画像から得られる骨と軟組織の情報から顎顔面や咽頭部の形態を把握するため以前より歯科・口腔外科領域で利用されていた.

最近では OSA における上気道の閉塞部位と無呼吸の程度を推定する検査法の1つとして行われている.

外耳道孔を起点とし計測距離を固定した頭部 X 線写真をトレースし，計測点と計測平面を設定する．これらの設定した各平面や軸が基準平面となす角を計測し，平均値と比較することにより分析を行う.

3．鼻腔通気度検査[7]

鼻腔通気度検査は鼻呼吸状態を客観的に評価する検査法である．大きくポステリオール法とアンテリオール法に分けられ，圧導出が容易で再現性の高いアンテリオール法が標準として採用されていることが多い．ΔP が 100 Pa 点の抵抗値を読み取る．両側での抵抗値を指標とすることが多く，$0.35 \, Pa/cm^3/s$ 未満が正常である．$0.50 \, Pa/cm^3/s$ 以上は中等度鼻閉を示す.

4．睡眠質問票(Epworth Sleepiness Scale；ESS)[8]

主観的な眠気の評価のための質問票である．8 項目から成り，それぞれの項目に対する回答は 4 段階あり，各項目の回答に対して0〜3の点数が与えられる．0〜24 点のスケールであり，11 点以上で昼間の眠気が強いとされる.

上記検査を行いまずは OSA 合併しているかを確認し，いびきの原因となる閉塞部位を推測することが重要である.

治療までの流れ

まずは保存的，低侵襲な治療から始める.

肥満があればまずは減量を指導する．側臥位睡眠や，口腔内歯科装具(oral appliance；OA)，鼻腔からチューブを挿入し，睡眠時の上気道閉塞を防ぐナステント®などを試すのも一法である(図4).

それでも治らなければ，外科的治療も考慮する.

外科的治療

手術治療の長所と危険性をきちんと説明したうえで，患者側が選択すれば1つの治療法として尊重したい.

以下に day & short stay surgery を中心に述べる.

1．鼻手術(鼻粘膜焼灼術・下鼻甲介切除)

鼻閉により口呼吸が誘導されると，開口により下顎が後方に移動し，咽頭レベルの気道が狭窄して虚脱しやすくなりいびきが発生しやすくなる.

Li ら[9]の研究では，鼻手術はいびきに効果があるという結果が出ており，鼻手術におけるいびき患者の良い適応は咽頭形態にて口蓋扁桃の小さいタイプとの結果も出ている.

日帰り手術としては，炭酸やアルゴンなどのガスレーザーを使って下鼻甲介の鼻粘膜焼灼や下鼻甲介下端を切除したり，Coblation®などの機械を

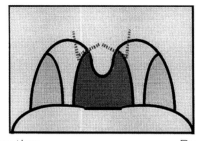

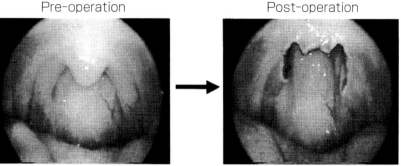

図 5.
LAUP 法
（文献 11 より）

Pre-operation　　　　　　　　　　Post-operation

表 3. LAUP 手術の適応・非適応

適応	非適応
・AHI＜5，いびき症	・米国の口蓋扁桃肥大の分類にてⅡ度以上の扁桃肥大
・若年齢（＜30 歳）	・舌根扁桃肥大
・非肥満患者（BMI＜25 kg/m^2）	・肥厚した後口蓋弓，咽頭側索粘膜
・口蓋垂が長い（40 mm≦）	・小下顎症，下顎後退症
・後口蓋弓が広い	

使って直接下鼻甲介に刺入して下鼻甲介自体を減量する方法がある.

Coblation® の機械を使っての下鼻甲介減量術は比較的出血が少なく低侵襲であり，日帰り手術として推奨される.

2．レーザーによる口蓋垂軟口蓋形成術（laser-assisted uvulopalatoplasty；LAUP）

1990 年代に Kamami[10] によって始められた，炭酸ガスレーザーを用いて口蓋垂と軟口蓋を部分切除する術式である（図 5[11]）.

しかし 2001 年に，アメリカ睡眠学会（American Academy of Sleep Medicine）において，それまでの LAUP に関する論文の review により，LAUP のいびきに対する効果は長期的には判然としないと結論づけられた[12].

ところが本邦において，いびき症に対して術前に精密な評価をせず安易に手術を行い，術後の疼痛に苦しみ，瘢痕収縮により気道がさらに狭まってしまう症例も複数報告され問題となっている[13].

表 3 のように，適応を見極め，術後のケアをしっかり行える体制を整えることが大切である.

3．ラジオ波による舌扁桃減量手術

閉塞部位が舌根部のみであれば手術適応となる.

キシロカイン® ビスカスで口腔から舌根部まで表面麻酔した後，1％エピネフリン入りキシロカイン® を舌根部に 3 ヶ所程度局所麻酔を行う.次に間接喉頭鏡で観察し舌根部の手前から軟口蓋形成用の Coblation® を刺入していくが，刺入部位はブラインドとなる.

当院では過去に 1 例 Coblation® にて 2 回舌根部への刺入を行っているが，術後のいびき音，日中の眠気の減少は一時的であった.

まとめ

いびきの手術適応はガイドラインのようなもの

で規定はされていない. そのため手術の前には各種検査を行い, 適応を慎重に検討する必要がある. 手術は非可逆的な治療であり, 患者からの治療者への信頼のうえで成り立っている. 患者へ十分な手術説明を行い, 手術手技に熟練した術者がいる施設で行われるべきである.

参考文献

1) 赤柴恒人：いびき症と上気道抵抗症候群. 日本臨牀, **58**：134-137, 2000.

2) 阪野勝久：小児の睡眠時無呼吸症候群(上)―いびきは小児の睡眠障害を知らせるサイン. MMJ, **3**：770-771, 2007.

3) 中田誠一：いびき. 耳喉頭頸, **92**：197-203, 2020.

4) 多賀谷光彦, 中田誠一：小児の睡眠呼吸障害の診断　6. 鼻咽頭の診察, 宮崎総一郎, 千葉伸太郎, 中田誠一(編)：83-89, 小児の睡眠呼吸障害マニュアル. 全日本病院出版会, 2012.

5) Friedman M, Salapatas AM, Bonzelaar LB：Updated Friedman Staging System for Obstructive Sleep Apnea, Sleep-Related Breathing Disorders. Adv Otorhinolaryngol, **80**：41-48, 2017.
Summary　Friedman の舌位置, 口蓋扁桃肥大, 舌扁桃肥大の分類による評価は, OSA の治療計画のスクリーニングツールとして有用である.

6) 北村拓朗, 坂部亜希子, 上田成久ほか：閉塞性睡眠時無呼吸症候群の診断におけるセファロメトリーと咽頭視診の有用性. 日耳鼻会報, **111**：

7) 内藤健晴, 宮崎総一郎, 野中　聡：鼻腔通気度測定法(Rhinomanometry)ガイドライン. 日耳鼻会報, **40**：327-331, 2001.

8) Johns MW：A new method for measuring daytime sleepiness：the Epworth sleepiness scale. Sleep, **14**：540-545, 1991.

9) Li HY, Lee LA, Wang PC, et al：Nasal surgery for snoring in patients with obstructive sleep apnea. Laryngoscope, **118**：354-359, 2008.
Summary　52 人の鼻中隔弯曲症のある OSA 患者において鼻中隔矯正術などを行い, 術後のいびきなどに改善をみた.

10) Kamami YV：laser CO2 for snoring-preliminary results. Acta Otolaryngol Bleg, **44**：451-456, 1990.

11) 高島雅之, 下出祐造, 鈴木香奈ほか：Laser Assisted Uvulopalatoplasty の術式に関する検討. 耳展, **45**(3)：211-215, 2002.

12) Littner M, Kushida CA, Hartse K, et al：Practice parameters for the use of laser-assisted uvulopalatoplasty：An update for 2000. Sleep, **24**：603-619, 2001.

13) 鈴木雅明, 千葉伸太郎：いびきに対するレーザー治療―推奨されない手術. 耳喉頭頸, **89**：816-820, 2017.
Summary　LAUP は安易に行えば術後の疼痛や創部の瘢痕・拘縮化などの副作用に苦しむ患者が増えることになり, 手術適応を慎重に検討する必要がある.

695-700, 2008.

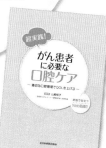

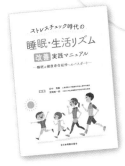

MB ENT, 259：50-55, 2021

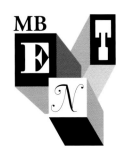

◆特集・"口腔咽頭・頸部" 私の day & short stay surgery─コツと経験─

安全な気管切開術

近藤貴仁*1　塚原清彰*2

Abstract　気管切開術に関連する合併症は生命に直結する．術前に生命にかかわるものを含む危険性を説明する．術中は周囲組織の損傷や気道閉塞の進行に注意する．可能であれば，気管内挿管下に，手術室や集中治療室などで行う．また，術前画像で気管と周囲組織の位置関係を把握する．気管切開孔は浅く作成し，術後は胸部単純 X 線や内視鏡で位置を確認する．カニューレは紐・バンドではなく，中央付近を皮膚と複数箇所縫合で固定する．創傷治癒不全の危険性がある症例では複管タイプのカニューレも検討する．気管切開術後，比較的早い時期は自然閉鎖が期待できる．自然閉鎖が期待できない場合は hinge flap を用いる．緊張なく縫合できるようならばそのまま皮下と皮膚の縫合を行う．緊張が強ければ Z-plasty などの局所皮弁を使用する．気管切開術・気管切開孔閉鎖術は生命に直結する気道を扱うことを強く認識し，安全な手術を行うべく努めることが重要である．

Key words　カニューレ迷入(cannula displacement)，カニューレ逸脱(cannula dislodgement)，カニューレ固定法(cannula fixation method)，気管切開孔(tracheostoma)，hinge flap

はじめに

外科手技を day & short stay で行うためのポイントは「手術合併症と患者トラブルを起こさないこと」である．気管切開術は耳鼻咽喉科医にとってなじみが深く，また行う機会が多い術式の１つである．そのため，「気管切開術＝入門手術手技」と誤解されやすい．しかし，気管切開術の難度は症例により様々であり，関連して起こりえる気道トラブルは生命に直結する．その重大性から，気管切開術後早期に生じた気管切開カニューレ逸脱・迷入に係る死亡事例に関連する提言が「医療事故の再発防止向けた提言第４号」にて行われた[1)2)]．本稿では外科的気管切開術および気管切開孔閉鎖術を「十分な患者説明のもと，合併症を起こさずに行う」ためのポイントについて述べる．

気管切開術の適応

成人では ① 上気道の狭窄・閉塞症例，② 長期的な気管内挿管症例，③ 下気道貯留分泌物の排出困難症例，④ 頭頸部手術など術後上気道狭窄・閉塞のリスクがある症例，⑤ 進行性神経筋疾患により呼吸障害のある症例，などが適応となる[3)]．小児では先天性疾患により上気道の狭窄・閉塞がある症例も適応となる[4)]．術前に「気管切開術を実施する有益性が手術リスクや術後気道管理に伴う危険性を上回っている」ことを必ず確認する[1)]．

術中合併症と対策

1．気管周囲組織の損傷

気管周囲には甲状腺，反回神経，食道，総頸動脈，内頸静脈，腕頭動脈，胸膜などがある．これ

---

*1 Kondo Takahito, 〒 193-0998 東京都八王子市館町 1163 番地　東京医科大学八王子医療センター耳鼻咽喉科・頭頸部外科，講師
*2 Tsukahara Kiyoaki, 〒 160-0023 東京都新宿区西新宿 6-7-10　東京医科大学耳鼻咽喉科・頭頸部外科学分野，主任教授

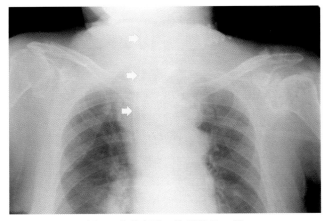

図 1. 気管偏移の胸部単純 X 線
長期挿管で気管切開となった症例. 気管・挿管チューブが右側に偏移している. 気管切開の難度が高くなる

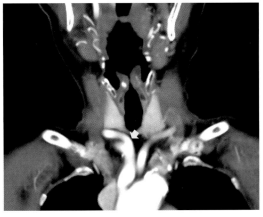

図 2. 高位腕頭動脈の冠状断 CT
腕頭動脈が胸骨・鎖骨より高い位置にある.
術中損傷や術後感染に注意が必要である

らの損傷により出血, 反回神経麻痺, 食道瘻孔, 気胸などが起こりえる. 解剖学的知識の欠如や術中判断の誤りによることが多いが, 疾病・奇形・変形などにより正常解剖と異なっている症例では特に注意が必要である. 胸部単純 X 線, できれば頸部 CT にて気管と周囲組織の位置関係を把握しておく必要がある. 例として気管偏移(図 1)と高位腕頭動脈(図 2)の画像を示す. このような症例では手術難度が上がり, 術中組織損傷の危険性が上がる. また, 高齢者など頸部が固い症例では過伸展により頸椎損傷をきたすこともあるので注意する.

2. 気道閉塞の急速な進行

手術操作により浮腫などが悪化し, 急速に呼吸困難が進行することがある. 呼吸困難の進行に伴い, 患者は安静維持ができなくなり, 手術が困難になる. そして, 最悪窒息に至る. これを回避するため, 「医療事故の再発防止に向けた提言第 4号」では「上気道閉塞で気管内挿管が不可能な症例以外では, 可能であれば気管内挿管下での気管切開が事故を防ぐのに重要」としている[1]. やむを得ず局所麻酔下で行う場合, 麻酔薬による両側反回神経麻痺にも注意が必要である. 筆者らは電気メスなど緊急対応が可能な準備をした後に局所麻酔注射を行っている. 術中は何が起きるかわからない. 手術室や集中治療室など急変時に即座対応ができる環境で行うことが気管切開術での術中トラブルを回避するために重要である[1].

術後合併症と対策

1. カニューレの迷入, 逸脱[1)2)]

当然であるが, カニューレが正しく気管に入っているかを確認する必要がある. 人工呼吸器使用症例ではバッグバルブ換気により胸郭が挙上するか, 呼気終末二酸化炭素濃度が正常か, を確認する. 自発呼吸症例ではカニューレから呼気音が聞こえるか, 喀痰の吸引が可能か, 内視鏡で気管が確認できるか, 胸部単純 X 線でカニューレは気管陰影内に収まっているか, を複数人で確認する. 単純 X 線の正面像で気管内にあると思われたにもかかわらず, 実際には気管外に迷入しており, 死亡に至った症例もある[1]. 内視鏡による確認であればこのような事態は回避できる. 内視鏡操作に慣れている耳鼻咽喉科医には内視鏡での確認をお勧めする(図 3).

創部が安定する前に術後早期にカニューレが逸脱すると再挿入困難・迷入となりやすい. 術中と体位が異なるため, 術中に比べ気管が深い位置にあり, また創部の展開も不十分な状態であるためである. そのため, カニューレの逸脱・迷入を予防することは最重要ポイントの1つである. 「医療事故の再発防止に向けた提言第 4 号」の対象事例全例でカニューレの固定に紐やバンドが使用されていた. 紐・バンドでの固定はカニューレの可動範囲が広く, 人工呼吸器との接続回路による張力や咳嗽などにより逸脱の危険にさらされやすい

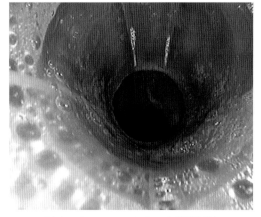

図 3. カニューレからの内視鏡所見
カニューレの奥に気管が確認できる. 気管内
に正しく挿入されているのがわかる

（図 4-a）. そのため, 提言書では図 4-b に示す縫合方法で, 上下 4 ヶ所を皮膚に固定する方法が勧められている. 逸脱と同様の理由により, カニューレの第一交換も危険を伴う. カニューレ交換前に創傷治癒の程度を十分に確認する. 内視鏡でカニューレ内部が綺麗で, カフの損傷もない場合, 創部が安定するまでカニューレ交換は不要である. 術前 CT で肺炎を認める場合など, 喀痰によるカニューレ内の早期汚れが予想される症例では, 複管タイプのカニューレ使用（図 5）を術前に検討する[1)2)].

また, 気管孔の管理や, 逸脱してしまった場合を考えると, 浅い気管孔を作成することが重要である. 筆者らは気管と皮膚を上・下方の複数箇所で固定している（図 6）. そのうえで, 後述する皮下気腫を回避するために側方は軽く寄せる程度（場合によっては縫合なし）としている. 気管の切開方法は様々あり, 日本気管食道科学会の外科的気道確保マニュアルでは逆 U 字切開がもっともトラブルが少ない切開方法であるとしている[3)]. 一方, 逆 U 字切開でも気管切開孔閉塞, カニューレ再挿入困難, 創傷治癒遅延が生じる[1)5)]. 筆者らは気管切開部の血流が安定する理由から, 横切開を行うことが多い. もっとも重要なことは切開の形ではなく, 気管切開部分の血流が十分に保たれていることである. 短頸, 高 BMI, 創傷治癒不全が予想される症例では縫合した皮膚と気管が離開することも少なくない. 術前のリスク評価が重要である.

2. 感　染

気管切開術の創部は喀痰により汚染されやすい. 腕頭動脈周囲などに感染をきたすと動脈破裂の危険性が生じる. また, 気管切開後は薬剤耐性菌が発生しやすい. 待機的気管切開術では術前に喀痰培養を行い, 適切な抗菌薬を使用する.

3. 皮下・縦隔気腫と気胸[6)]

皮下・縦隔気腫から深頸部・縦隔の感染に至る

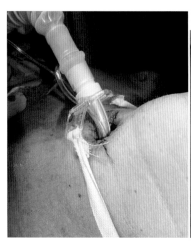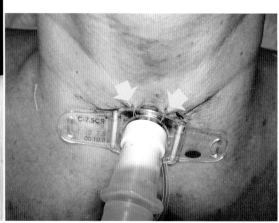

図 4. カニューレの固定方法　　　　　　　　　　　　a｜b
a：紐での固定の場合, カニューレの可動範囲が広い
b：皮膚とカニューレの中央付近を縫合固定している. 逸脱予防に有用である

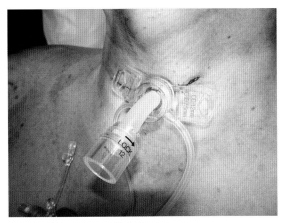

図 5. 複管式カニューレ
内筒のみの交換で対応できる．カニューレ交換の
危険性が高い症例に有用である

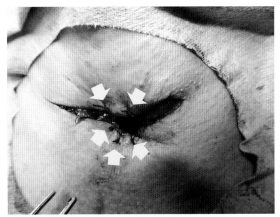

図 6. 気管と皮膚の縫合
上下を複数箇所固定している．安全で浅い気管孔になる

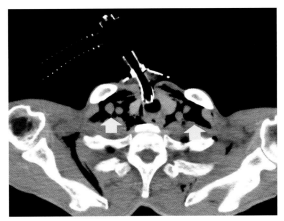

図 7. 皮下気腫の頸部 CT
気管切開後，陽圧換気により広範囲な皮下気腫を
起こしている

ことがある．特に陽圧換気を行っている症例では
注意が必要である（図7）．気管孔周囲の皮膚を密
に縫うと気腫をきたすため，空気の逃げ道ができ
るように軽く寄せる程度にしておく．気管切開術
に伴う気胸の発生率は 0.4〜2.6% 程度で，ほとん
どが手術操作による直接的胸膜損傷である．術後
の患者に呼吸苦などの訴えがないか，酸素化は上
手く行えているか，を確認する．また，術者が胸
膜損傷に気付かないこともあるため，術後胸部単
純 X 線で必ず気胸の有無を確認する．当たり前の
ようであるが，術後胸部単純 X 線でカニューレの
位置しか確認していないことも多く，心理的ブラ
インドから発見が遅くなる症例もあるため注意が
必要である．皮下気腫，縦隔気腫，緊張性気胸か
ら致死的になった事例もある[1]．

4．気管腕頭動脈瘻[7]

カニューレ自体やカフの接触により気管壁が壊
死，隣接する腕頭動脈が破綻することにより生じ
る，致死的合併症である．高位腕頭動脈症例で危
険性が高くなる．

インフォームド・コンセント

気管切開術によって起こりえる気道トラブル，
大血管破裂は生命に直結する．「医療事故の再発
防止に向けた提言第4号」の対象5事例で，術前
に重篤な合併症に関する説明を行っていたのは1
例のみであった[1]．その他の対象事例では一般的
合併症の説明が主で，生命の危険となる危険性に
ついての説明は行われていない．また，全例で逸
脱や迷入についての説明は行われていない．緊急
性の高い救命処置など，時間的余裕がないときは
やむを得ないが，待機的気管切開術を実施する際
には，患者とその家族に生命にかかわるものを含
む手技・管理の危険性を説明し，十分な理解と同
意を得たうえで手術を行う必要がある．

手術手技の注意点

1．皮膚切開線

縦切開と横切開のいずれでも可能である．気管
偏移のある症例では，広め横切開のほうが全体の
解剖を把握しやすく，安全である．

2．白線の同定

左右前頸静脈の間にある白線の同定が第一歩で
ある．前頸筋群外側を白線と誤って認識する，前

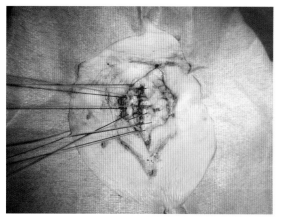

図 8. Hinge flap を用いた気管切開孔閉鎖
Hinge flap 同士を縫合して，気管切開孔を縫合閉鎖した

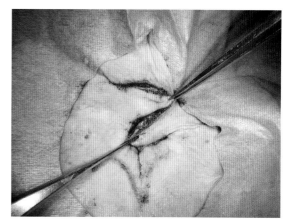

図 9. Z-plasty を用いた皮膚縫合
皮膚の緊張が強いため，Z-plasty を用いた

頸筋を適当な位置で切り始める，などの手術操作を行うと様々な合併症の原因となる．左右前頸筋群を正確に正中開排できれば出血なく甲状腺峡部に達することができる．どんなに急いでいても白線の同定をおろそかにしてはならない．同定困難な場合は切開腺の延長，解剖の把握を検討する．

3．気管の切開位置

上・中・下気管切開のいずれを選択するかは症例により異なる．総合的に判断して，気管の切開部位を決める．若年者で喉頭の位置が高い場合，甲状腺を触ることなく気管切開が行える下気管切開の良い適応である．一方，高齢者で喉頭の位置が低い場合や高位腕頭動脈症例などは上気管切開や中気管切開とならざるを得ないこともある．喉頭癌などで後に喉頭全摘出術を予定している場合，腫瘍がなければ上気管切開を行い，気管を広く温存することに努める．

気管切開孔閉鎖術の適応

気管切開術を行った理由が解決されているのかを確認する．西村ら[8]は ① 経鼻および経気管孔的に喉頭と気管内を観察して著明な狭窄や閉塞がない，② 術前 1 週間程度を目安に気管孔またはスピーチカニューレの発声弁をテープなどで閉鎖して疑似的な生理的呼吸経路で呼吸困難感の出現や血中酸素飽和度の著明な低下を認めない，③ 嚥下障害がない，④ 経口的に自己排痰ができること，の 4 点を挙げている．

自然閉鎖・単純縫縮

気管切開術後，比較的早い時期に閉鎖が可能な場合は自然閉鎖が期待できる．カニューレを抜き，ガーゼなどで押さえておけば数週間以内に縮小閉鎖していく．あるいは，局所麻酔下に気管切開孔のデブリードマン・新鮮化，気管切開孔周囲の脱上皮を行い単純縫縮する．その際，発赤のある皮膚を数 mm ほど脱上皮し，炎症のない皮膚を使用する．皮下を吸収糸，皮膚を非吸収糸で 2 層に縫合する．

Hinge flap を用いた閉鎖

気管切開孔周囲が完全に上皮化し，全周性に気管皮膚瘻を形成している場合，自然閉鎖は期待できない．その場合は hinge flap を用いる[9]．Hinge とは扇の蝶番のことである．気管切開孔周囲皮膚を紡錘形に切開・挙上して，上皮面を気管腔側に裏返して，吸収糸で縫合する（図 8）．周囲皮膚に余裕があり，緊張なく縫合できるようならばそのまま皮下と皮膚の縫合を行う．緊張が強ければ Z-plasty などの局所皮弁を使用する（図 9）．気管切開孔閉鎖術では皮下の死腔と縫合部の緊張がないことがポイントである（図 10）．緊張がある場合，咳嗽などにより創部は容易に離開する．

気管切開孔閉鎖術後の観察

気管切開孔閉鎖後に呼吸困難・窒息になるよう

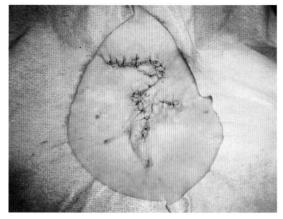

図 10. Z-plasty を用いた皮膚縫合後
皮下の死腔と創部の緊張なく縫合されているのが
わかる

なことがあってはならない．少なくとも術後 24 時
間は血中酸素飽和度を継続して測定する．また，
気道閉塞を疑った場合，迷わず閉鎖術施行部位を
開創し，気道を確保する．

おわりに

　医療のみならず，「油断」はすべてに共通する事
故の原因である．生命に直結する気道を扱ってい
ることを強く認識し，安全な手術を行うべく努め
ることが重要である．

文　献

1) 医療事故調査・支援センター　一般社団法人日本医療安全調査機構：医療事故の再発防止に向けた提言第 4 号　気管切開術後早期の気管切開チューブ逸脱・迷入に係る死亡事例の分析．東京都，2018.
　　Summary　気管切開チューブの逸脱・迷入により生命の危険に陥りやすいことをすべての医療従事者が認識すべきである．
2) 塚原清彰：気管切開に関する死亡事故回避　事故調・提言書分析部会員を経験して．日気食会報，**71**：80-81，2020.
3) 日本気管食道科学会（編）：外科的気道確保マニュアル：37-44．金原出版，2009.
4) 佐々木　徹：気管切開の適応．JOHNS，**36**：157-160，2020.
5) 市村恵一：逆 U 字弁（Bjoerk flap）をめぐって．JOHNS，**36**：157-160，2020.
6) 奥田　弘，久世文也，寺澤耕祐ほか：頸部手術により縦隔気腫を生じた 2 例．耳鼻臨床，**113**：53-59，2020.
7) 益田宗幸，福島淳一：気管腕頭動脈瘻の発生機序と対策．JOHNS，**36**：191-193，2020.
8) 西村剛志，折舘伸彦：気管孔閉鎖術．JOHNS，**35**：1227-1232，2019.
9) 東野正明，鈴木倫雄，櫟原新平ほか：気管孔閉鎖術症例の検討．日気食会会報，**66**：7-12，2015.

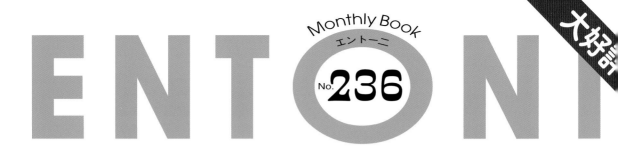

MB ENTONI No. 236　2019年9月　増大号
174頁　定価5,280円（本体4,800円＋税）

早わかり！
耳鼻咽喉科診療ガイドライン, 手引き・マニュアル—私の活用法—

編集企画　順天堂大学名誉教授　市川銀一郎

すでに精読した先生方は内容を再確認するため、またこれから読もうとする先生方にはまずその概略を知っていただくために、各分野に造詣の深い先生方に解説いただき、私の利用法も掲載！！

☆CONTENTS☆

＜小児滲出性中耳炎診療ガイドライン 2015＞　1. 概略／2. 私の利用法
＜小児急性中耳炎診療ガイドライン 2018＞　1. 概略／2. 私の利用法
＜ANCA 関連血管炎性中耳炎（OMAAV）診療の手引き 2016＞　概略と私の利用法
＜急性感音難聴診療の手引き 2018＞　概略と私の利用法
＜遺伝性難聴診療の手引き 2016＞　概略と私の利用法
＜人工中耳 VSB の使用マニュアル 2015＞　概略と私の利用法
＜急性鼻副鼻腔炎診療ガイドライン 2010 追補版＞　1. 概略／2. 私の利用法
＜急性鼻副鼻腔炎に対するネブライザー療法の手引き 2016＞　1. 概略／2. 私の利用法
＜嗅覚障害診療ガイドライン 2017＞　概略と私の利用法
＜アレルギー性鼻炎に対する舌下免疫療法の指針 2014＞＜アレルギー性鼻炎に対する免疫療法の指針 2011＞　1. 概略／2. 私の利用法
＜音声障害診療ガイドライン 2018＞　概略と私の利用法
＜甲状軟骨形成術 2 型におけるチタンブリッジの使用マニュアル 2017＞　概略と私の利用法
＜嚥下障害診療ガイドライン 2018＞　1. 概略／2. 私の診療
＜頭頸部癌診療ガイドライン 2018＞　1. 概略／2. 私のお勧め利用法
＜耳鼻咽喉科内視鏡の感染制御に関する手引き 2016＞　1. 概略／2. 私の利用法
＜耳鼻咽喉科健康診断マニュアル 2016＞　概略と私の利用法

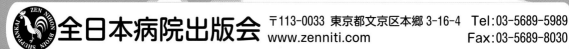全日本病院出版会　〒113-0033 東京都文京区本郷 3-16-4　Tel：03-5689-5989
www.zenniti.com　Fax：03-5689-8030

MB ENT, 259：57-67, 2021

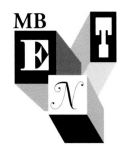

◆特集・"口腔咽頭・頸部"私の day & short stay surgery─コツと経験─

輪状軟骨切開(開窓)術

鹿野真人*

Abstract 医療技術の進歩の中で外科的気道確保術の適応となる症例は多様化し，従来の気管切開術では術中・術後の重大な合併症が危惧される症例が増加している．意図的に輪状軟骨を鉗除する輪状軟骨切開(開窓)術は，最短で気道に到達でき，甲状腺の操作もなく高い位置に切開孔を形成できる．その特徴から，緊急性の高い症例，特に喉頭低位，肥満や甲状腺腫瘍など頸部異常を有する症例で安全な術式として手術現場での有用な選択肢となる．さらに，輪状軟骨鉗除による切開孔はカニューレを抜いても狭窄しにくく，長期管理でも狭窄や肉芽形成が稀である．近年，致命的な医療事故としてカニューレ交換や逸脱時の再挿入困難や迷入が問題となっているが，輪状軟骨を鉗除する輪状軟骨切開術や気管孔拡大形成術は病院だけでなく施設や在宅の場で，事故防止のための前向きな対処方法となる．気道管理のスペシャリストとして耳鼻咽喉科医には本術式の存在を知っていただきたい．

Key words 気管切開術(tracheostomy)，輪状軟骨鉗除(removal of cricoid cartilage)，輪状軟骨切開術(cricotracheostomy)，気管孔形成(plasty of tracheostoma)，気道管理(manegement of respiratory tract)

はじめに

医療としての外科的気道確保術の歴史は，1909年に Jackson によって確立された気管切開術から始まった[1]．それから 100 年が経過した現在まで，気管切開術はその術式をほぼ変えることなく，臨床現場の基本的な手術となっている．しかし，医療技術の進歩とともに高齢化が著しい現在，外科的気道確保術の適応となる症例は多様化し，従来の気管切開術では術中・術後の重大な合併症を危惧される症例が増加している．こうした変化にもかかわらず，安全性を確保できる他の術式の選択肢がないのが現状であった．

これまでになかった発想で輪状軟骨から気道に到達する術式を 2007 年の報告[2]から症例を重ね，2016 年以降，輪状軟骨切開(開窓)術[3]，Cricotracheostomy[4][5]として報告してきた．意図的に輪状軟骨を鉗除するというコンセプトは，気管孔や気管カニューレのトラブルに対する新たな気管孔拡大形成術にも生かされている．輪状軟骨切開(開窓)術は手術現場だけでなく，慢性期病院や在宅での気道管理の現場で，医療事故を防止する前向きな術式となることを，本稿から多くの耳鼻咽喉科医に知っていただきたい．

輪状軟骨切開(開窓)術

1．術式の実際

1）輪状軟骨切開(開窓)術

輪状軟骨切開術の概略を図で示す(図 1)．皮膚切開は輪状軟骨上の縦切開とする．前頸筋の正中の白線を確認，切開し，輪状甲状筋の付着した輪状軟骨を明視下におく．多くは術野に甲状腺は現れないが，長く伸びる錐体葉がある場合には切断し輪状軟骨に達する．輪状甲状筋の付着部を軟骨

* Kano Makoto，〒960-8611 福島市上町 6-1 大原綜合病院耳鼻咽喉科・頭頸部外科／同病院，副院長

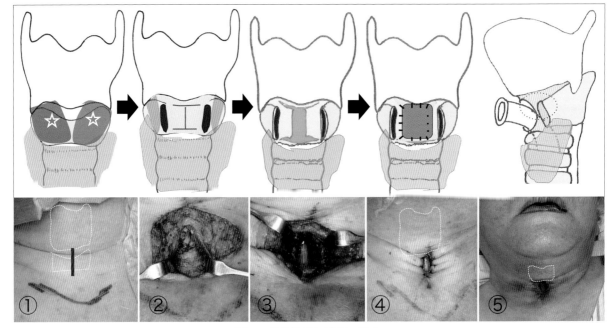

図 1. 輪状軟骨切開術の術式
①：輪状軟骨の高さに皮膚切開．☆：輪状甲状筋
②：輪状軟骨の前方を鉗除．甲状腺には操作を加えない
③：軟骨膜を横 H に切開
④：軟骨膜と皮膚を縫合
⑤：気管カニューレ弯曲部と輪状軟骨が接触しない

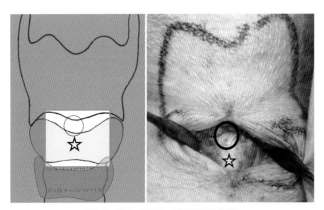

図 2. 同一術野の輪状甲状靱帯
輪状軟骨切開術の術野には，常に輪状甲状靱帯が明視できており，迅速・的確・容易に輪状甲状靱帯穿刺（切開）術が可能である．気道確保された安全な状態で輪状軟骨切開術が完遂できる
○：輪状甲状靱帯，☆：輪状軟骨

から切離し輪状軟骨を露出した後，リウエル鉗子にて軟骨前方を鉗除すると，甲状軟骨下縁と第一気管輪との間に軟骨膜が現れる．この軟骨膜を「横 H」に切開し声門下腔に入るが，この膜は厚く強固で，皮膚と縫合することで確実な切開孔を形成できる．皮下組織が厚い症例では軟骨膜の切開

を「逆 Y」にすると切開孔下縁の皮膚との縫合が減張される．

　手術中に呼吸困難が急速に増悪し窒息のリスクが生じた場合には，明視下にある輪状甲状靱帯を切開，チューブを挿入し気道確保しながら，同じ術野のまま輪状軟骨切開術が施行できる（図 2）．すでに輪状甲状靱帯穿刺術が行われている症例では留置されているチューブをガイドにして切開を拡大することで迅速に輪状軟骨切開術ができ，カフ付きカニューレを挿入できる大きさの切開孔に変えられる．

2）切開孔の調節

　術後の切開孔の閉鎖，開存の目的に合わせて，意図的に輪状軟骨の鉗除範囲を調節する．早期閉鎖を目的とする場合には，その鉗除範囲を成人では外径 10 ないしは 11 mm の気管カニューレが挿入可能な最小限に留めておく（図 3-a）．一方，長期の気道管理が予想され，切開孔の開存を必要とする症例では軟骨の鉗除範囲を制限なく最大にするが，さらに確実に開存する切開孔を形成したい症例には第一気管輪まで開窓範囲を広げておくバ

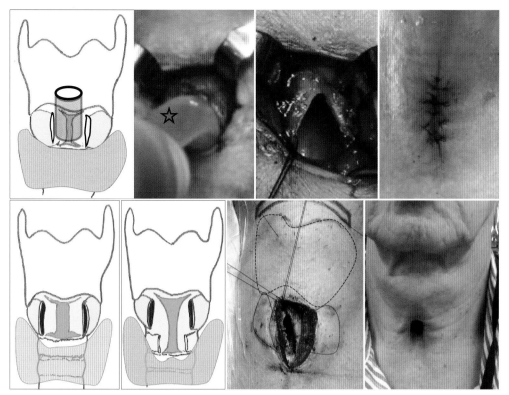

a
b

図 3. 目的に合わせた輪状軟骨鉗除範囲

a：術後早期の閉鎖を目的とする症例は，成人では外径11 mm のカニューレ
が挿入できる最小限に留めておく（☆：11 mm カニューレで計測）

b：開存を目的とする症例は輪状軟骨の弓部を十分に鉗除する．さらに
カニューレフリーを確実にするためには第一気管輪まで開窓範囲を広げる

リエーションもある（図3-b）．稀に開存を目的と
した切開孔が瘢痕拘縮により狭窄することがあ
る．これまで，2例に対して気管孔瘢痕部にケナ
コルト®を局所注入することで気管孔の開存を維
持できている．

3）気管孔閉鎖術

閉鎖目的の切開孔は，カニューレを抜去しても
自然閉鎖しない症例があり閉鎖術が必要になる．
我々は早期に閉鎖するための術式として，hinge
flap ではなく，接着部位のみをデヌードし縫合す
る方法（図4）を行っている．声門下の閉鎖部は長
期経過をみても，肉芽や狭窄の問題が発生しない
ことを確認している（図4）．

2．術式のコンセプトと適応

1）輪状軟骨の位置

従来の気管を切開する術式は気管到達まで距離
があり，正確な正中の同定，血管や甲状腺の処理
に時間を費やすため，緊急性の高い状況では安全

性に問題がある．一方，輪状軟骨から気道に到達
する本術式は皮膚から最短で，気管より高い位置
に切開孔を形成できる．さらに，輪状軟骨は同定
が容易であり，甲状腺操作や周囲の血管処理がな
いことから時間を要せず，緊急性の高い気道確保
でも安全性が極めて高い．術中に窒息のような緊
急事態に陥った場合でも，輪状甲状靱帯が同術野
にあるため容易に靱帯穿刺切開に移行できるアド
バンテージは大きい（図2）．

喉頭低位の症例は気管が縦隔まで下垂し，気管
切開術でのJackson の安全三角が頸部に確保でき
ないが，輪状軟骨切開術は頸部で輪状軟骨さえ触
知できれば，頸部伸展をする必要もなく安全に施
行できる（図5-①）．肥満症例は短頸で気管まで遠
く，喉頭低位が加わると手術の難易度はさらに高
くなるが，到達距離が最短の本術式は術中だけで
なく術後管理の安全性でも有利であり，肥満症例
は良い適応となる（図5-②）．

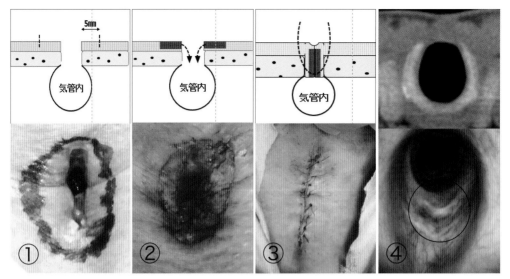

図 4. 切開孔の閉鎖術

残った切開孔(①)の閉鎖には，hinge flap よりも，気管孔周囲の皮膚をデヌード(②)してそのまま縫合(③)する方法が簡便で確実な術式となる．術後，声門下の閉鎖部(④)には肉芽の形成を認めない

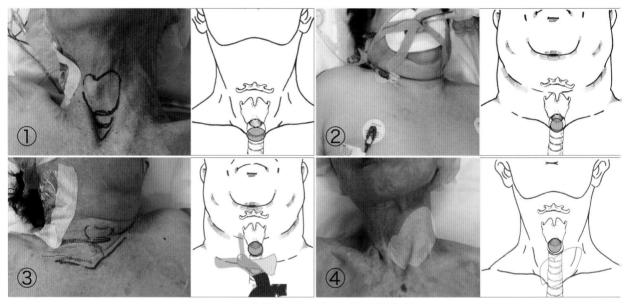

図 5. 頸部異常症例に対する輪状軟骨切開術

種々の頸部異常症例に対する気道確保では，輪状軟骨が合併症回避には至適な位置となる
①：喉頭低位，②：肥満，③：動脈走行異常，④：甲状腺腫瘍

甲状腺腫瘍，慢性甲状腺炎や腕頭・総頸動脈走行異常といった症例では，甲状腺やその下部を操作する従来の気管切開術は気道確保に難渋するが，甲状腺や周囲の血管から離れた高位に切開孔を形成できることは安全を担保できる術式として適応が広がる(図5-③④)．また，出血傾向を有する症例にも，出血リスクを伴う甲状腺操作がない

本術式は術中のみならず，術後の安全性を考慮すると有用な選択肢となる．

2）輪状軟骨の鉗除

従来の気管切開術では，馬蹄形の気管と甲状腺が切断されることによりアコーディオン構造となるため，気管孔は瘢痕や周囲からの圧迫が加わることで狭窄しやすい(図6-a)．一方，輪状軟骨の

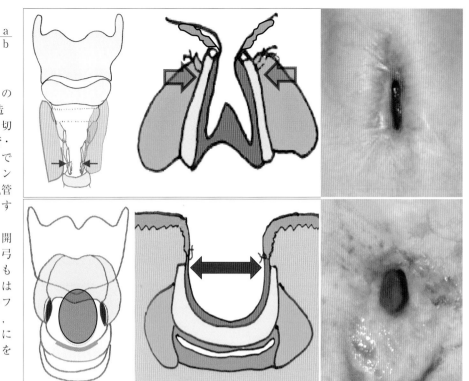

図 6.
輪状軟骨切開術後の
「C」形フレーム構造
　　a：従来の気管切
　　　　開術では，気管・
　　　　甲状腺の切離で
　　　　アコーディオン
　　　　構造となり，気管
　　　　孔は狭窄しやす
　　　　い
　　b：輪状軟骨切開
　　　　術では，前方(弓
　　　　部)を鉗除しても
　　　　残る輪状軟骨は
　　　　「C」形の強固なフ
　　　　レーム構造なり，
　　　　切開孔は狭窄に
　　　　抗い開大状態を
　　　　維持する

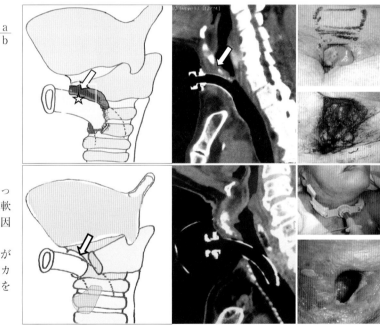

図 7.
輪状軟骨鉗除による肉芽形成の防止
　　a：気管カニューレ背部(☆)によっ
　　　　て圧迫・破壊される気管・輪状軟
　　　　骨(矢印)が肉芽・瘢痕形成の原因
　　　　となる
　　b：意図的に原因となる輪状軟骨が
　　　　鉗除された切開孔(矢印)はカ
　　　　ニューレを留置しても肉芽形成を
　　　　きたしにくい

前方を鉗除しても残った輪状軟骨は「C」形の強固なフレーム構造となり，切開孔は開大状態が維持され開存する(図6-b)．術後早期であっても，カニューレ抜去時の急速な狭窄をきたしにくい．この特徴はカニューレ交換時の再挿入困難，逸脱時の閉塞や縦隔への迷入など致命的となる窒息事故の回避につながり，本術式の重要なコンセプトとなっている．

　輪状軟骨切開術は術後の閉鎖，開存の目的に合わせた切開孔が形成できる(図3)が，特に意図的に開存できることは，カニューレなし(カニューレフリー)での気管孔管理を目指せる．カニュー

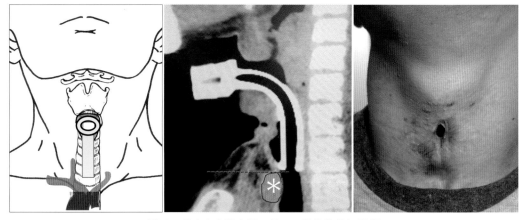

図 8. 重症心身障害児・者での輪状軟骨切開術

重症心身障害児・者は喉頭の位置が高く，輪状軟骨の切開孔がもっとも高い位置に形成される．
留置される気管カニューレの先端は頸部に留まり，腕頭動脈，縦隔に到達しない（＊：腕頭動脈）

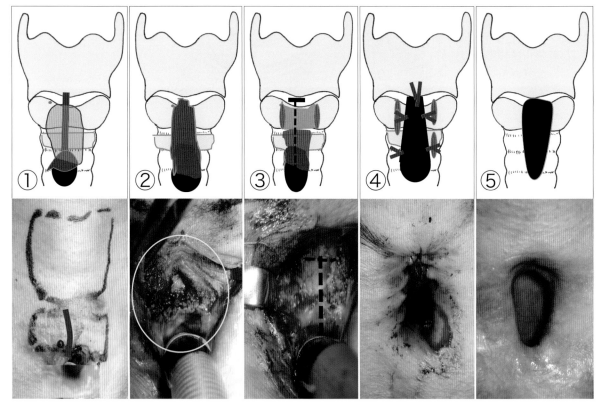

図 9. 輪状軟骨を鉗除する気管孔狭窄拡大形成術

①：狭窄した気管孔の上縁から甲状軟骨下縁まで切開を加える
②：気管孔上部に形成された肉芽・瘢痕と壊れた輪状軟骨を明視下にする
③：輪状軟骨を正常な部分まで鉗除，そこから軟骨膜を切開し声門下腔に到達
　　さらに気管孔まで切開し，明視できる肉芽・瘢痕，気管軟骨を鉗除する
④：軟骨膜と皮膚を縫合する
⑤：開大した気管孔

レに起因するトラブルをなくすだけでなく，通院
やメンテナンスの負担を軽減するなどカニューレ
フリーのメリットは多い．

肉芽・瘢痕形成は気管カニューレの弯曲部が輪
状軟骨を接触・圧迫し損傷することが原因とされ
る（図 7-a）．意図的に輪状軟骨を鉗除することで

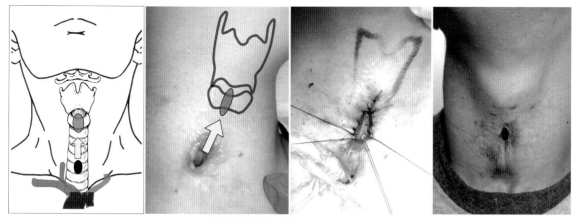

図 10. 気管切開孔から輪状軟骨切開孔への移設
狭窄・肉芽などカニューレトラブルで問題の気管切開孔を閉じ，輪状軟骨切開術により，高い位置に新たな切開孔を移設した．現在はカニューレフリーの管理が達成できている

カニューレとの接触をなくし，肉芽・瘢痕形成のリスクを減じることも本術式のもつコンセプトである（図7-b）．肉芽・狭窄，出血のカニューレトラブル回避が必要される長期管理では，本術式のコンセプトを十分に生かすことができる．

3）重症心身障害児・者の適応

喉頭が高い位置にある重症心身障害児・者では，特に高い位置に切開孔が形成される（図8）．留置されたカニューレは頸部に留まり，先端が腕頭動脈や縦隔に到達しない．長期カニューレ留置を要する重症心身障害児・者は重篤な合併症である気管腕頭動脈瘻や気管狭窄が問題となるが，本術式は合併症予防を目的とした唯一の対策となる．さらに，輪状軟骨鉗除は肉芽・狭窄の気管孔トラブルも回避でき，カニューレ交換時や逸脱時の挿入困難や迷入の事故防止にも寄与する．

気管孔狭窄に対する輪状軟骨切開術の応用

1．気管孔狭窄拡大形成術

すでに気管切開術が行われ，気管孔が肉芽・瘢痕で狭窄し，さらにカニューレ抜去困難症に至りカニューレ管理に難渋している症例に対して，輪状軟骨を鉗除するコンセプトを活かす気管孔狭窄拡大形成術（図9）を行ってきた．狭窄した気管孔の上方に輪状軟骨まで縦切開を加える．多くの症例はカニューレの弯曲部により輪状軟骨が圧迫破壊され，気管孔上部まで肉芽瘢痕が形成されている．破壊されている輪状軟骨を大きく鉗除し，現

れた軟骨膜を切開し声門下腔に入る．そこから肉芽瘢痕を切開し気管孔上部まで到達すると視野が大きく広がる．狭窄の原因となっている肉芽，瘢痕，気管軟骨を徹底的に除去し，皮膚と気管粘膜を縫合すると大きな切開孔ができる（図9）．輪状軟骨切開術と同様に，輪状軟骨のC形フレーム構造の切開孔はカニューレなしでの開存も望め，長期のカニューレ留置でも肉芽形成は稀である．また，症例によっては将来的に閉鎖も目指せる．

2．輪状軟骨切開術による気管孔移設

頸が長く喉頭が高い重症心身障害児・者では，狭窄した気管切開孔が輪状軟骨から離れた下方に形成されている症例がある．前述した気管孔と輪状軟骨までつなぐ気管孔狭窄拡大術を行うと必要以上に縦長の切開孔となってしまう．こうした症例では狭窄した気管孔を閉じ，新たに輪状軟骨切開孔に作り変える発想が有用である（図10）．先に造設されている気管孔をカニューレ抜去，閉鎖し，同時に輪状軟骨切開術を行う．一時的に2ヶ所に切開孔を作ることができるのは，輪状軟骨切開孔がもっとも高く離れた位置に形成できるためである．留置されるカニューレ先端の位置は，先の気管孔よりも必然的に高くなり，その結果，縦隔や腕頭動脈に到達することがなくなることで，気管腕頭動脈瘻の根本的な対策となる．高い位置の輪状軟骨切開術のコンセプトを活かした独自の気管孔形成術といえる．

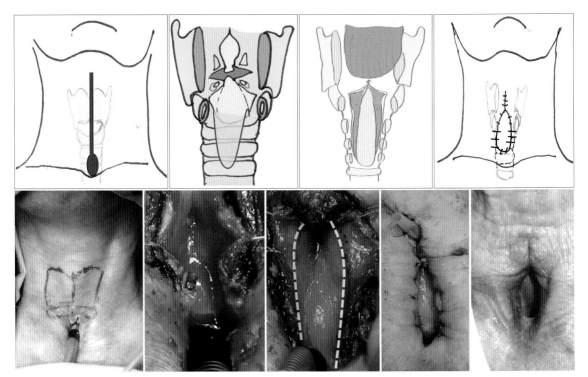

図 11. 輪状軟骨鉗除による気管孔拡大形成と声門閉鎖術
気管孔トラブルと重症誤嚥を有する症例では，輪状軟骨を鉗除する気管孔拡大形成術の術野を甲状軟骨まで
連続することで声門閉鎖術が併施できる

3．気管孔拡大形成術を併施する声門閉鎖術

　重度誤嚥から気管切開術が施行された症例で
は，唾液による気管孔の汚染，カフ付きカニュー
レの長期留置などにより，気管孔の肉芽・狭窄や
気管壁の損傷などのカニューレトラブルを併発し
ていることが少なくない．こうした症例の多くは
慢性期病院や在宅で気道管理されており，慢性期
病院の医師や在宅医にとって，医療事故の原因と
なるカニューレトラブルは大きな負担であり，耳
鼻咽喉科医へコンサルトされるケースも増加して
いる．気管孔の治療やカニューレのサイズや種類
の変更だけでは解決は困難であり，気管孔拡大術
に誤嚥防止術を併施することが望まれる．我々が
これまで報告してきた声門閉鎖術[6)7)]は，狭窄の原
因となっている輪状軟骨を大きく鉗除し永久気管
孔を形成することで，カニューレ不要の状態（カ
ニューレフリー）を実現できる．さらに，誤嚥が完
全に防止されることにより，吸痰処置の軽減や経
口摂取への挑戦など多くのメリットを得ることに
なる．

　声門閉鎖術は狭窄する気管孔の下方の操作が不
要で，上方にだけ切開を加えて十分な術野が得ら
れるため，喉頭低位などの頸部異常に左右され
ず，確実な気管孔拡大と声門閉鎖を行うことがで
きる（図11）．一方，狭窄する気管孔が輪状軟骨か
ら離れている時には，輪状軟骨切開術への移設の
発想（図10）と同様に，問題の気管孔を閉鎖し，新
たに輪状軟骨部に永久切開孔を形成する声門閉鎖
術を行うことで，高い位置に永久切開孔を形成で
きる（図12）．

4．経皮的気管切開術に対する拡大術

　近年，高次救急病院での施行が増加している経
皮的気管切開術は，本来，短期間で閉鎖できる症
例が適応とされる術式であるが，病状の改善がみ
られず閉鎖に至らない症例も少なくない．気管カ
ニューレが留置されたまま，2次病院への転院と
なるが，長期管理の中で重度の肉芽・狭窄が形成
され，交換時の出血，挿入困難など重大な事故を
招くカニューレトラブルを合併することが多い．
事故防止のためにも早期の気管孔拡大術が必要で
あるが，前述した3つの術式（図9〜12）が選択肢
として有用である．

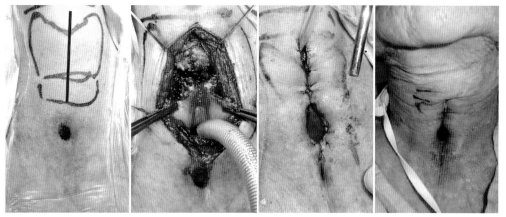

図 12. 気管切開孔閉鎖と声門閉鎖術
高度狭窄の経皮的気管切開術の切開孔を閉鎖するとともに輪状軟骨を鉗除する声門閉鎖術を
行い，カニューレフリーの気道管理を達成する

安全のための術式選択

気管切開術は気道に関連する術式であり，致命的な医療事故の原因となりうる．近年，事故事例は増加する傾向がみられ，その多くが係争につながり医療安全上の問題となっている．そのため，2018年には医療事故調査・支援センターから注意喚起を目的とした気管切開術の事故防止の提言書[8]が刊行されているが，その対策には限界がある．この現状に対して，今回，紹介した術式が重大な事故を防止する有力な選択肢となりうることを述べる．

1．緊急手術での安全

気道確保術にかかわる事故や係争が多いのが，窒息の危機を有する緊急性の高い症例である．喉頭低位，肥満・短頸，頸部拘縮，動脈走行異常症や甲状腺腫瘍など頸部異常の症例に遭遇することも稀ではなく，さらに不穏や呼吸苦で頸部伸展の体位が得られない症例はハイリスク症例といえる．現在は抗血栓剤を内服している患者も多く，術後出血への対策も求められる．また，一人赴任，経験の浅い医師との手術，十分な人員が確保できない夜間など手術環境の厳しい現場は事故の温床であり，より安全確保への深慮が不可欠である．

術前に緊急時のリスク評価を行うことが重要であり，ハイリスクと判断された場合には，安全をコンセプトとする輪状軟骨切開術は事故回避に大きな役割を果たす．

2．気道管理での安全

術後の気道管理では，気管カニューレの逸脱，再挿入困難や迷入が致命的な医療事故につながっている[8]．その多くが耳鼻咽喉科医の目の届かない他科管理や慢性期病院で発生しており，こうした現場での事故防止に対しても，気管切開術にかかわる耳鼻咽喉科医は原因の解析や予防策の提案など専門医としての責務を果たすことが求められている．

気管カニューレ交換や逸脱時に発生する再挿入困難や迷入のリスク因子として，① 深い気管孔，② 急速に狭窄する気管孔，③ 皮膚の孔と気管の孔のずれ(図13-a)，④ 張り出した気管軟骨(図13-b)が挙げられるが，本稿で述べた輪状軟骨切開術や気管孔拡大形成術は輪状軟骨を鉗除する利点から4つのリスク因子すべてを解決できる，これまでにない特徴をもつ術式(図14)となる．

急性期病院で気管切開術を依頼される時，人工呼吸管理，長期カニューレ管理，他科でのカニューレ管理，他院への退院や在宅介護が予定されている症例には，目の届かない所での事故防止を配慮すると輪状軟骨切開術は有用な選択肢となる．また，すでに気管切開術がされ入院してくる症例すべてに対して，耳鼻咽喉科医がリスク評価をするシステムを院内に構築しておくことが重要な課題である．ハイリスクと判断された症例については，各病棟での逸脱時の対応策や拡大形成術の提案など，入院中や退院後の安全管理へ前向き

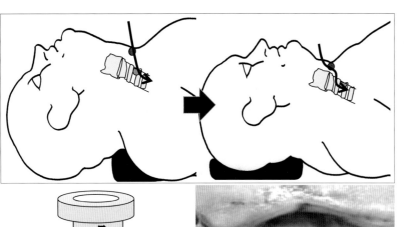

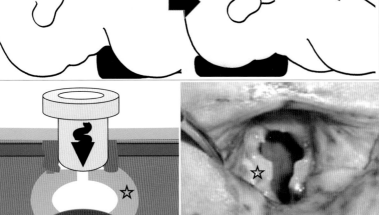

図 13.
再挿入困難・迷入のリスク
  a：頸部伸展を戻した状態で
    生じる皮膚と気管の孔のず
    れ
  b：気管孔に張り出した気管
    軟骨（☆）

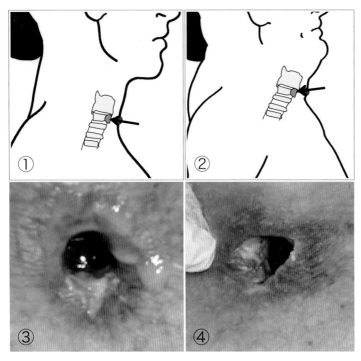

図 14.
輪状軟骨切開術の事故回避
  a：喉頭低位（①），肥満（②）での皮膚
    と気管の孔のずれが小さい
  b：術後 10 日目（③），14 日（④）の切開
    孔．浅く，肉芽形成ない．カニュー
    レ抜去後，狭窄しにくく，気管内も
    明視できる

にかかわることができる．

まとめ

　近年の医療現場では医療安全に対する高い意識が求められている．重大な合併症や事故が絶えない外科的気道確保術に対しても，予防を意識した前向きな取り組みが不可欠である．これまでにな

かった発想の輪状軟骨を鉗除する術式が合併症を減らし，リスク回避・事故防止の有望な選択肢となることがわかった．術前のリスク評価や目的に合わせた気道確保の術式を意識し，その中で，輪状軟骨切開術が躊躇なく選択され，気道管理の安全向上につながることを願っている．

文　献

1） Jackson C：Tracheostomy. Laryngoscope, **19**：285-290, 1909.

2） 鹿野真人：耳鼻咽喉科医の立場から―長期臥床患者に対する気管切開とその管理―. 第17回日本気管食道科学会認定気管食道科専門医大会テキスト：35-39, 2007.

3） 鹿野真人, 高取　隆, 小針健大ほか：喉頭レベルでの気道確保術としての輪状軟骨開窓術. 喉頭, **28**：16-23, 2016.
　　Summary　輪状軟骨切開（開窓）術の術式, 治療成績, 適応について記載され, 気道確保の目的と術前のリスク評価からみた術式選択のアルゴリズムを提示している.

4） Kano M, Hasegawa H：Cricotracheostomy：New technique to open an airway in emergencies with partial resection of the cricoid carti-lage. Br J Oral Maxillofac Surg, **55**：84-85, 2017.

5） Hasegawa H, Kano M, Kaneko T, et al：Cricotracheostomy for a patient with difficult airway access for an aberrant common carotid artery：A case report. Oral and Maxillofacial Surgery Cases, **3**：5-10, 2017.

6） 鹿野真人, 佐藤廣仁, 野本幸男ほか：気管カニューレフリーを目的とした輪状軟骨鉗除を併用する声門閉鎖術. 喉頭, **29**：65-72, 2017.

7） 鹿野真人：重症心身障害児・者に対する輪状軟骨を鉗除する声門閉鎖術の検討. 小児耳, **37**：274-280, 2016.

8） 医療事故調査・支援センター　一般社団法人日本医療安全調査機構：医療事故の再発防止に向けた提言第 4 号　気管切開術後早期の気管切開チューブ逸脱・迷入に係わる死亡事例の分析. 東京都, 2018.

MB ENT, 259：68-71, 2021

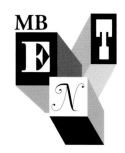

口腔・咽頭異物除去術

平林秀樹*

Abstract 口腔・咽頭異物は窒息の回避がもっとも重要で，迅速な診断と対応が求められる．小児・高齢者において欠くことのできないプライマリ・ケアである．異物症発症の現場では異物誤嚥の不注意や遊びなどのエピソードがあり，その聴取は異物症の診断にもっとも重要である．幼少期では，食べながら笑っていたり，話していたり，駆け回っていたりして誤嚥することが多い．

異物事故が起こりそうになった際は，決して慌てて子どもを叱らず．口腔内に異物を認めたら，ゆっくりと指で掻き出すのが良い．また，異物となりうるものは子どもの手の届かないところに置くのが鉄則である．しかし，いつも異物を飲み込む現場を目撃するとは限らないので，不明確な時は十分な診断が必要である．

口腔・咽頭異物の摘出は呼吸状態の把握が重要であるが，意識状態によっても摘出法が異なる．異物事故発生の連絡を受けた際の留意点を，事故現場，救急隊，受け入れ施設に対して述べた．

Key words 口腔異物(oral foreign body)，咽頭異物(pharyngeal foreign body)，異物摘出術(removal foreign body)，異物取り扱い(management of foreign body)

はじめに

口腔・咽頭異物は窒息の回避がもっとも重要で，小児・高齢者において欠くことのできないプライマリ・ケアである．本稿は口腔・咽頭異物症の除去術につき述べる．

異物症発症の現場

異物誤嚥には必ずその不注意や遊びなどのエピソードがあり，その聴取は異物症の診断にもっとも重要である．幼少期では，食べながら笑っていたり，話していたり，駆け回っていたりして誤嚥することが多い[1)2)]．

また，近年の育児書には，異物の記事は多くあり，本邦の母親はその危険性を理解している．しかし，そのことがかえって異物事故が起こりそうになった際，慌てて子どもを叱って子どもが転落し，異物症の引き金になる．異物事故が起こりそうになった際は，決して慌てて子どもを叱らず．口腔内に異物を認めたら，ゆっくりと指で掻き出すのが良い(図1)．また，異物となりうるものは子どもの手の届かないところに置くのが鉄則である．しかし，いつも異物を飲み込む現場を目撃するとは限らないので，不明確な時は十分な診断が必要である．

小児の口腔・咽頭異物

1．診　断

口腔内に異物があれば診断は容易だが，下咽頭では経鼻的に咽喉頭内視鏡検査が必要である．現実には周囲の状況，患児の呼吸状態により判断する．診断に時間を要し，処置のタイミングを誤ってはならない．

内視鏡で異物が確認できないが，箸異物のよう

* Hirabayashi Hideki，〒321-0293 栃木県下都賀郡壬生町北小林880　獨協医科大学耳鼻咽喉・頭頸部外科，特任教授

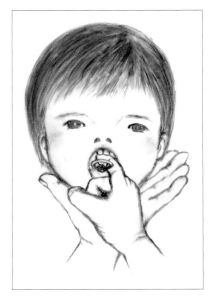

図 1. 指での掻き出し

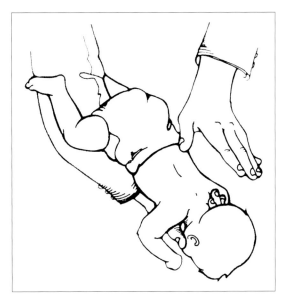

図 2. 背部叩打法

に先端が欠けていて体内の残留の危険があるとき
は CT, MR を行う. 異物の材質により描出のさ
れ方が異なるので文献を参照されたい[3].

2. 除去法

1) 意識のある乳児の喉頭異物

乳幼児(1 歳以下)の異物による窒息が予想され
れば, まずは自発呼吸の有無を確認する. 自発呼
吸がある時は, 片手で胸部と下顎をしっかりと支
え, 頭が体より下になるように保持して, 背部を
数回叩打する(図 2). 次に, 患児を仰臥位にし,
指 2 本で胸部圧迫を数回行う. 次に, 異物が排出
されたか, 片手で口をあけ異物を探す. 異物が確
認できた時のみ指でこれを掻き出す. 見えないと
きはかえって異物を押し込む危険があるので, 盲
目的な口腔内への指の挿入は行わない.

2) 意識も自発呼吸もない乳児の喉頭異物

意識も自発呼吸もない乳児に対しては, まず仰
臥位とし, 下顎を挙上して気道の確保を行う. 人
工呼吸を 2 回施行後, 前述と同様に片手で胸部と
下顎をしっかりと支える. 頭は体より下になるよ
うに保持して, 背部を数回叩打する(図 2). その
後, 患児を仰臥位にし, 指 2 本で胸部圧迫を数回
行う. 次いで, 片手で口をあけ異物を探し, 異物
が確認できた時は指でこれを掻き出す. 異物が排
出され, 自発呼吸が戻るまでこの操作を繰り返し
行う.

3) 意識のある小児の喉頭異物

小児の喉頭異物の取り扱いは, 基本的には成人
と同様である. ハイムリック法[4]の施行に際して
は, 剣状突起部を強く圧迫すると, 肝臓など内臓
損傷の可能性があり, 愛護的な操作を要する. ハ
イムリック法を行う時は, 患児の背部に回り, 片
手のこぶしを剣状突起の下端より下方の腹部に当
て, もう一方の手でこれを覆い両手で上方に突き
上げる. これを異物が排出されるまで行う.

4) 意識のない小児の喉頭異物

意識がなく, 喉頭異物が強く疑われる小児患者
では, まずは仰臥位とし自発呼吸の有無を確認す
る. 呼吸停止状態であれば直ちに下顎を挙上し,
気道を確保して人工呼吸を 2 回行う. 続いて患児
に馬乗りになり, 腹部突き上げを 5 回行う. 次い
で, 片手で口をあけ異物を探し, 異物が確認でき
た時は指でこれを掻き出す. 異物が排出され, 自
発呼吸が戻るまでこの操作を繰り返し行う.

5) 成人の咽喉頭異物

成人では, 意識のある患者ではまず異物が喉に
つかえたかを問いただす. 完全に喉が閉塞してい
る時は, 声も出せずうなずくだけである. 部分的
な閉塞では, 咳や喘鳴が聴取される. 部分閉塞時
は患者の咳による異物の吐出を妨げてはならな
い. 喉頭鏡や, マギール鉗子(図 3)などの器具が
有効である. 機具のない場合は, 直ちに救急隊の

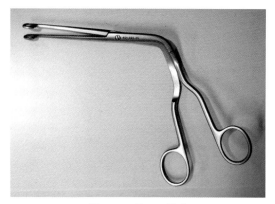

図 3. マギール鉗子

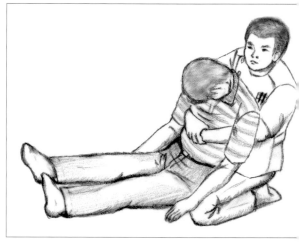

図 4. ハイムリック法

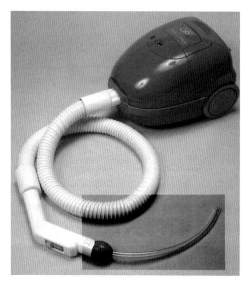

図 5. 異物摘出用ノズル

応援を要請するが，いかに本邦の救急隊の到着が迅速といっても 5 分以上は時間を要するので，直ちにハイムリック法（図 4）を試みる．

ハイムリック法とは，患者の背部に回り，片手のこぶしを患者の剣状突起の下端に当て，もう一方の手でこれを覆い両手で強く横隔膜を上方に突き上げる．これは残された肺の空気によって異物を排出させるもので，通常立位にて行うが，座位でも，仰向けでも可能である．

また，意識のない患者に行う際は，まずは仰臥位にし，下顎を挙上し気道を確保する．自発呼吸がない時は，まずマスクやマウスツーマウス法で人工呼吸を行う．次に，異物を排出させるために，大腿部に馬乗りになり，同様に剣状突起部を両手

で上方に突き上げる．これを 5 回繰り返す．続いて片手で口を大きく開け，他方の指で異物の掻き出しを行う．異物が摘出できない時は，再度人工呼吸を行い，異物が排出されるまでハイムリック法を試みる．妊婦や極度の肥満例では，腹部の圧迫の代わりに胸部圧迫を行う．

また，摘出が難しい異物に対して，掃除機の先細（隅用）ノズルが有効であったとの報告もある．最近では家庭用の掃除機に容易に装着可能なノズル（図 5）も安価で市販されており，嚥下障害の多い施設での常備が望まれる．

さらに輪状甲状間膜に太い針の穿刺（図 6）も有効であるが，患者が自発呼吸をしているときでないと効果がない．

事故現場での留意点と指導
（文献 5 より一部改変）

1）異物事故が起きたら，早急に周囲の人に知らせ応援を求める．

2）事故の状況を冷静に判断して，慌てた行動を起こさない．

3）逆さにつるす，尻もちをつかせるかの選択は慎重に行う．

4）口腔・咽頭異物はまず指で掻き出す（用手法）．喉頭異物の場合はハイムリック法，マウスツーマウス法を試みる．

5）異物が取れないときは，早急に専門医に送る．

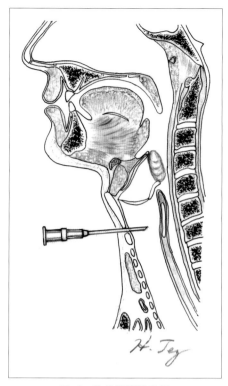

図 6. 輪状甲状間穿刺

輸送中の注意点

1）輸送前，予め先方医に事故発生状況の概要を知らせておく．

2）呼吸が楽な体位で輸送する．

3）異物が移動しないよう，なるべく振動や体位変換をさせない．

4）嘔吐したら横を向かせて，口中のものを拭い取る．

5）救急隊員に対する救急処置の教育（ハイムリック法，マウスツーマウス法，用手法，喉頭鏡，マギール鉗子の操作法，ラリンジアルマスク・コンビチューブによる気道確保）．

受け入れ施設の留意点

1）連絡を受けたら異物事故の緊急度を判断する．

2）実行可能な応急処置を指示する．

3）輸送中の留意点について指示する．

4）飲食をさせないように伝える．

5）X線写真などあれば持参させる．

6）誤嚥異物と同様のものがあれば持参させる．

7）考えられる摘出処置の準備をする．

8）必要に応じ，関係医（救急救命科，耳鼻咽喉科，麻酔科，放射線科，小児科）に連絡をとり協力体制を敷く．

文　献

1) Gibson ES, Shott RS：Foreign bodies of the upper aerodigestive tract. In：Myer CM Ⅲ, ed：195-222, The pediatric Airway. J. B. Lippincott Company, Philadelphia, 1995.

2) Friedberg SA, Bluestone CD：Foreign body accident involving the air and food passages in children. Otolaryngol Clin North Am, 3：395-403, 1970.
Summary 異物誤嚥には必ずその不注意や遊びなどのエピソードがあり，その聴取は異物症の診断にもっとも重要である．幼少期では，食べながら笑っていたり，話していたり，駆け回っていたりして誤嚥することが多い．

3) 大久保昌章，平林秀樹：気管食道. JOHNS, 21(3)：507-514, 2005.
Summary CT，MR 画像では異物の材質により描出のされ方が異なる．

4) Heimlich HJ：A life saving maneuver to prevent food choking. JAMA, 234：398-401, 1975.

5) 日野原　正：気道・食道内異物除去法：198-205，図解救急処置ガイド．文光堂, 1992.
Summary 異物事故発生の連絡を受けた際の注意点を情報の受け手（医療者）と発信者（救急隊）に向けて示している．

FAX による注文・住所変更届け

改定：2015年1月

　毎度ご購読いただきましてありがとうございます.

　読者の皆様方に小社の本をより確実にお届けさせていただくために，FAXでのご注文・住所変更届けを受けつけております．この機会に是非ご利用ください．

◇ご利用方法

　FAX専用注文書・住所変更届けは，そのまま切り離してFAX用紙としてご利用ください．また，注文の場合手続き終了後，ご購入商品と郵便振替用紙を同封してお送りいたします．**代金が5,000円をこえる場合，代金引換便とさせて頂きます．**その他，申し込み・変更届けの方法は電話，郵便はがきも同様です．

◇代金引換について

　本の代金が5,000円をこえる場合，代金引換とさせて頂きます．配達員が商品をお届けした際に，現金またはクレジットカード・デビットカードにて代金を配達員にお支払い下さい(本の代金＋消費税＋送料)．(※年間定期購読と同時に5,000円をこえるご注文を頂いた場合は代金引換とはなりません．郵便振替用紙を同封して発送いたします．代金後払いという形になります．送料は定期購読を含むご注文の場合は頂きません)

◇年間定期購読のお申し込みについて

　年間定期購読は，1年分を前金で頂いておりますため，代金引換とはなりません．郵便振替用紙を本と同封または別送いたします．送料無料，また何月号からでもお申込み頂けます．

　毎年末，次年度定期購読のご案内をお送りいたしますので，定期購読更新のお手間が非常に少なく済みます．

◇住所変更届けについて

　年間購読をお申し込みされております方は，その期間中お届け先が変更します際，必ずご連絡下さいますようよろしくお願い致します．

◇取消，変更について

　取消，変更につきましては，お早めにFAX，お電話でお知らせ下さい．

　返品は，原則として受けつけておりませんが，返品の場合の郵送料はお客様負担とさせていただきます．その際は必ず小社へご連絡ください．

◇ご送本について

　ご送本につきましては，ご注文がありましてから約1週間前後とみていただきたいと思います．お急ぎの方は，ご注文の際にその旨をご記入ください．至急送らせていただきます．2〜3日でお手元に届くように手配いたします．

◇個人情報の利用目的

　お客様から収集させていただいた個人情報，ご注文情報は本サービスを提供する目的(本の発送，ご注文内容の確認，問い合わせに対しての回答等)以外には利用することはございません．

　その他，ご不明な点は小社までご連絡ください．

株式会社 全日本病院出版会　〒113-0033 東京都文京区本郷 3-16-4-7 F　電話 03(5689)5989　FAX03(5689)8030　郵便振替口座 00160-9-58753

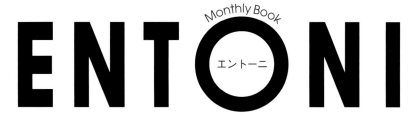

FAX 専用注文書

「Monthly Book ENTONI」誌のご注文の際は，このFAX 専用注文書もご利用頂けます．また電話でのお申し込みも受け付けております．
毎月確実に入手したい方には年間購読申し込みをお勧めいたします．また各号1冊からの注文もできますので，お気軽にお問い合わせください．

バックナンバー合計
5,000 円以上のご注文
は代金引換発送

―お問い合わせ先―
㈱全日本病院出版会 営業部
電話 03(5689)5989　　FAX 03(5689)8030

□**年間定期購読申し込み　No.　　　から**

□**バックナンバー申し込み**

No.	－	冊	No.	－	冊	No.	－	冊	No.	－	冊
No.	－	冊	No.	－	冊	No.	－	冊	No.	－	冊
No.	－	冊	No.	－	冊	No.	－	冊	No.	－	冊
No.	－	冊	No.	－	冊	No.	－	冊	No.	－	冊

□**他誌ご注文**

	冊		冊

お名前	フリガナ	印	診療科

ご送付先	〒　　－
	□自宅　　□お勤め先

電話番号	□自宅 □お勤め先

FAX 03-5689-8030 全日本病院出版会行

年　　月　　日

住 所 変 更 届 け

お 名 前	フリガナ		
お客様番号			毎回お送りしています封筒のお名前の右上に印字されております8ケタの番号をご記入下さい。
新お届け先	〒　　　　　都 道 　　　　　　府 県		
新電話番号	（　　　　　）		
変更日付	年　　月　　日より		月号より
旧お届け先	〒		

※ 年間購読を注文されております雑誌・書籍名に✓を付けて下さい。

☐ Monthly Book Orthopaedics（月刊誌）

☐ Monthly Book Derma.（月刊誌）

☐ 整形外科最小侵襲手術ジャーナル（季刊誌）

☐ Monthly Book Medical Rehabilitation（月刊誌）

☐ Monthly Book ENTONI（月刊誌）

☐ PEPARS（月刊誌）

☐ Monthly Book OCULISTA（月刊誌）

FAX 03-5689-8030

全日本病院出版会行